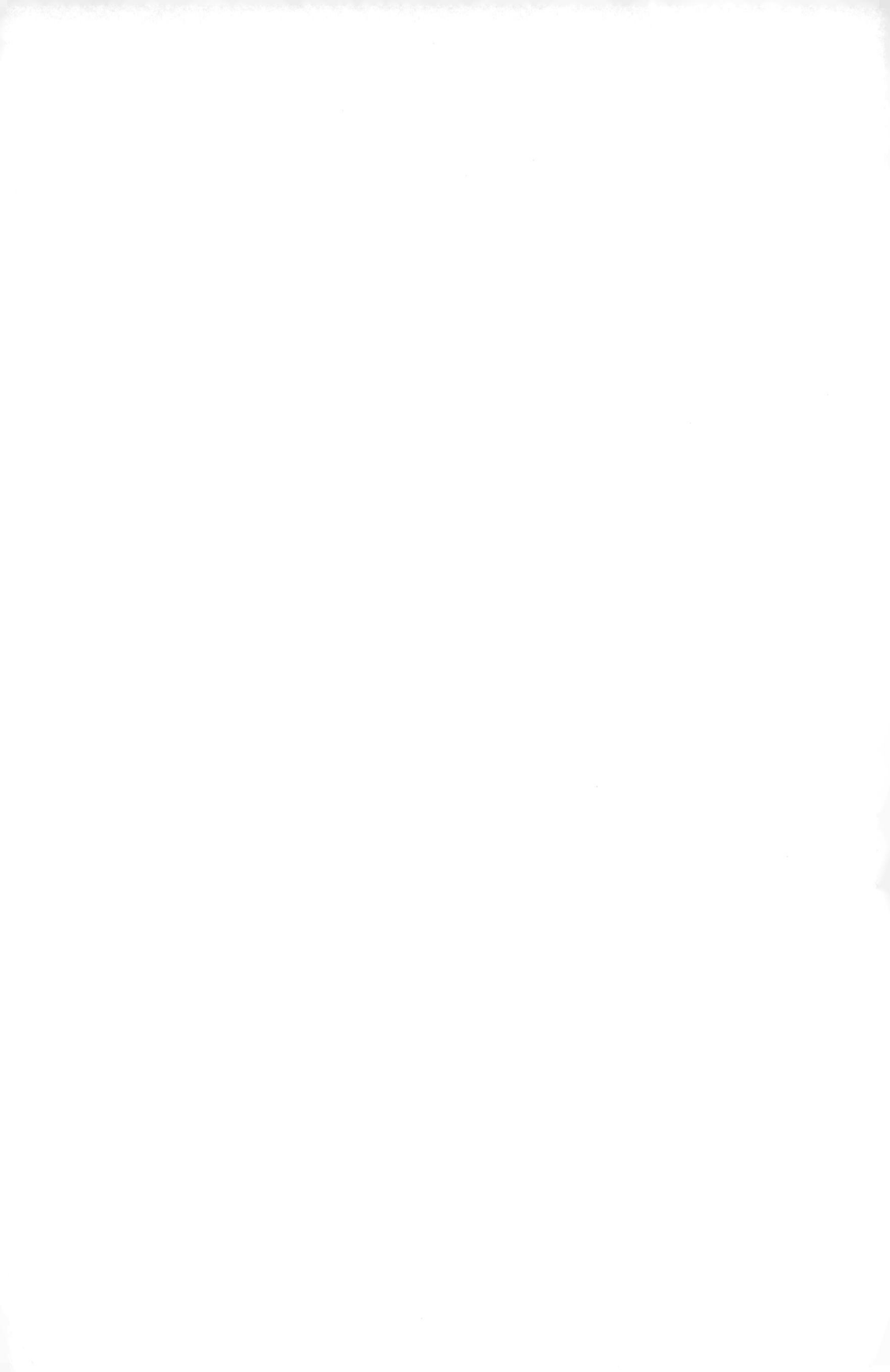

湿胖 2

佟彤 著

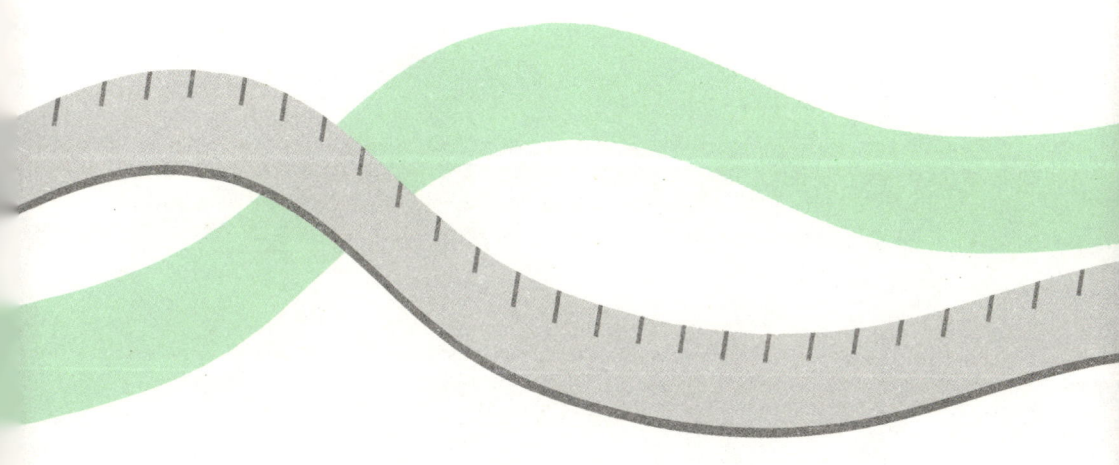

湖南科学技术出版社　博集天卷

没有"胖，但是健康"这回事！

自 序

现在的胖人越来越多，国家卫生健康委发布的《成人肥胖食养指南（2024年版）》中显示：我国18岁及以上居民的超重率、肥胖率，分别达到34.3%和16.4%，肥胖率呈上升趋势。

可是，很多胖子却说："我胖，但是健康！"这种自信不仅让他们无视体态，也容易忽略与肥胖相随的健康问题。

健康不是没病，健康"是一种在身体上、精神上的完美状态，以及良好的适应力，而不仅仅是没有疾病和衰弱的状态"，这是世界卫生组织明确定义的。

"健康"与"没病"之间，隔着一个"灰色地带"，也被称为"亚健康"。在这个阶段，身体的代偿功能正举全力矫正失衡，你看到的指标正常、"没病"，很可能就是身体代偿的结果。

可是，代偿是有限的，代偿之后就是"失代偿"。我们总用"病来如山倒"形容疾病到来之快，其实，在"山倒"之前，失衡已经盯你很久了。在你大快朵颐，懒得运动，生气沮丧时，失衡就在一点点地积累，直至超过身体的代偿能力，于是你就此远离健康，从没病变成了有病。

有个急诊科医生讲过一个例子，有天晚上，一个胖子因胸痛就诊，验血发现,"心梗"的指标并不高。医生不放心,还是让他留院观察,可是病人觉得指标正常就是没病,执意出了院。哪知他刚到家就心痛加重,再被送回医院时已无力回天……其实,他当时的胸痛和既有的病状,包括肥胖,已足以提示"心梗",只不过指标没能与病变同步出现,而他,又偏偏只相信不同步的指标。

中医看病要"四诊合参",除了问病情,还要看舌象和脉象。然而,有时病状和脉象不符,比如病症显示的是热性的,而脉象却是寒性的。脉象这个指标可能会慢半拍出现,这时候就要"舍脉从证",即按照病症而不是按照脉象来施治。之所以敢舍,是因为身体的病状已经足够给疾病定性了。

同理,就算肥胖人目前血脂、血压、血糖还正常,但面对肥胖之身,这些暂且正常的指标也是可以被舍弃的,因为肥胖本身就已经是症状,就像一个肝郁气滞的人,发脾气于他,就像感冒时候的头疼发热一样,是症状。如果你忽略了胖,只看尚且正常的指标,误以为自己"胖,但是健康",那就要犯前面那位心梗病人的错误了。

研究显示:肥胖是多种疾病的基础和诱因,堪称"万病之源"。从西医角度说,肥胖可以使代谢紊乱,炎症发生,心血管负担加重,等等。从中医角度说,肥胖的人更容易气虚、阳虚,尤其是"湿胖","湿"这个阴邪会助"胖"为虐,让身体阴霾密布,阳气不彰。

阳气是我们生命中的太阳,就像明代名医张景岳所说:"天之大宝,只此一丸红日;人之大宝,只此一息真阳。"没有阳光普照的世界是阴暗的,不足的阳气会让身体离疾病甚至死亡更近,从这个意义上讲,减掉"湿胖",就是让生命向阳而生。

佟彤

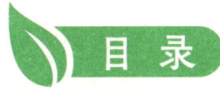 目 录

第1章 再论"湿胖"成因

从《脾虚的女人老得快》到《湿胖》,再到《湿胖.2》 002
为什么一老就胖,一虚就湿? 006
舌头是最准确的"湿胖"指征 009

第2章 "湿胖"可以被吃出来

胖子是吃出来的,"湿胖"是撑出来的 014
每天都用绿叶菜榨汁喝,为什么血脂还是高? 017
减肥成功的贾玲为什么说自己不快乐? 020
你忌的不是碳水,而是生机 024
你的胖肚子是"黄芪腹"吗? 028
"银耳+桃胶+皂角米+冰糖",孩子咳嗽开了 033

孩子的黑眼圈，成年人的大眼袋，都是因为脾虚 036

爱煲粥的广东人是"祛湿模范" 040

眼睛肿？输液时的消肿"偏方"可以试试 043

祛湿特别难？因为你没找对最高效的"祛湿之路" 046

谷气胜元气，其人肥而不寿；元气胜谷气，其人瘦而寿 049

茯苓打粉吃比煮水喝多出一条难得功效 052

"冬吃萝卜夏吃姜"，吃姜不只为散寒 055

第3章 "湿胖"是可以"老"出来的

一老就胖，不能全让代谢率"背锅" 060

为什么"可以一日无肉，不可一日无豆"？ 064

能祛"湿胖"的古方，还能治腰痛 067

为什么现在的人衰老提前？ 071

坚持长跑的人，为什么反而显老？ 074

肾阳、元阳、真火都是什么意思？ 077

质能公式 $E=mc^2$ 提示了阴和阳的关系 081

"湿胖"的人是可以被"蒸"瘦的 085

肥胖与抑郁是一对"共患病" 089

肥胖者无性——这是自然在挑剔你 092

肚子很胖，却特别怕凉；经常腹泻，但大便不臭 095

为什么硬汉和精英很少是胖子？098

为什么身体越差，岁数越大，睡眠越不好？101

为什么中医更适合我们的身体？104

附子有毒，为什么现在被重用？108

抗衰老，"六味地黄丸"要配"金匮肾气丸" 111

为什么现在的人容易肾阳虚、没火力？114

减肥就是最好的"抗炎" 147

第4章 "湿胖"可以被"气"出来

人是可以被"气"胖的 152

不含通便药的"四磨汤"，为什么能通便？155

"气机不通"是什么意思？159

现在"多囊卵巢综合征"高发，提示了什么？163

脖子后的"富贵包"，里面是"气"不是"油" 166

不含补药的"葛根汤"，为什么能缓解疲劳？169

越娇气的人，越容易气机不通 172

中医肿瘤专家，最常用的居然是佛手?！176

哪些中成药可以帮你条畅气机？179

心理健康才能气机舒畅 *183*

为什么睡好觉反而能减肥？ *186*

舒展运动比增肌运动更重要 *189*

第 1 章

再论"湿胖"成因

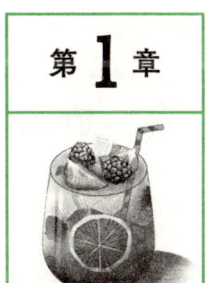

从《脾虚的女人老得快》到《湿胖》，再到《湿胖.2》

《湿胖》一书出版至今四年多了，因购买者众多，已加印多次。

我可以料想到的是：很多读者是被"湿胖"这个概念击中的，看到书名的第一个反应就是："这说的不就是我吗？""我就是湿胖！"

《湿胖》一书之所以引起如此大的共鸣，除了很多人确实属于典型的"湿胖"，还因为我们大家既忌恨"湿"，又忌恨"胖"，它们联手出现自然更加显眼，人们更为迫切地期待对其进行改变。

事实也如此，就像我在《湿胖》一书中所说的，"湿胖"是"中国式肥胖"，是由中国人的体质决定的，很难躲过去。

脾气虚为何高发？

因为"湿胖"的基础是脾虚，中国又是个"脾虚大国"，所以看过中医的人中，应该有一半以上都曾经被中医诊断过是"脾气虚"。

脾气虚之所以会占到如此高的比重，主要是因为中国是农业大国，在科学技术落后时，我们的先人完全靠身体劳作谋生。辛劳是日常的事，而"劳倦伤脾"，当体力过用时，人是可以被累瘫的。这个"累瘫"不光是指肌肉变得瘫软无力，还包括免疫力的全面放弃。

第 1 章　再论"湿胖"成因

因为脾不仅"主肌肉",还是"谏议之官",所以当脾气受到损伤时,身体的免疫力会随之下降。过去的人之所以平均寿命短,有很大一部分原因是免疫力下降后,很多人难以从一场传染病中全身而退。因此,无论是外感邪气还是其他慢性病发生,如果追根溯源,一般都有劳倦的历史,或者是连续劳作导致心力交瘁。这些中国既有的国情,就注定了脾气虚的高发。

时代发展到现在,我们终于脱离了身体的劳倦之苦,然而新的问题又出现了。脾气虚的情况并没有减轻,甚至还有加重的趋势,根本原因在于:我们正在以脑力之劳代替体力之劳,如今大家常说的"内卷",就是对无价值事物的过度用脑,而这对脾以及全身的伤害更大,因为"劳倦伤脾"之中还有更精准的定位:"思劳伤脾"。

进入脾气虚与湿的恶性循环,"湿胖"才就此形成

人是灵长类动物,人类、猿类、猴类拥有一个共同的灵长类祖先。在 DNA 排列上,人类与猩猩、长臂猿最为接近。因为猿猴都很瘦,所以才有"瘦猴"之说。然而,人类却逐渐变胖了,除了因为进化使人类变聪明,会借助工具代替体力劳动,还有一个重要的原因是:我们的大脑分流掉了原本属于肌肉的能量,导致人类的运动能力逐渐下降。

我在《湿胖》中还提到过:东亚人的颅顶更高,这让他们的头部比欧美人、非洲人能容纳体积更大的大脑,中国人就属于东亚人。虽然不能将脑容量与智力完全画等号,但是脑能耗对身体的影响是早就确定了的:虽然大脑只占全身重量的 2%,它的能耗却占全身能耗的 25%。由此可见,脾气虚很可能是我们这个民族难以摆脱的体质状态,或者说是这个民族为智慧付出的代价,而"湿胖"就是这种状态的延续,其中的逻辑

关系在明代的医典《幼科概论》中已经说得很清楚："湿由脾气虚弱，不能运化以行水，水性凝滞不动，日久腐化，转侵脾土，以成种种湿症之象也。"

因为中医的脾还负责运化水液，水液运化不利，水蓄积多了、蓄积久了，就会生湿，湿气存留体内，又加重脾气的运化的负担。由此往复，就此进入脾气虚与湿的恶性循环，"湿胖"也就此形成。中医历代祛湿，始终强调健脾，比如明代方隅写的《医林绳墨》："治湿不分三焦，非其治也。治湿不理脾胃，非其治也。"

湿胖因脾气虚、肝气郁、肾虚而起，也可三者夹杂而致

也是出于以上原因，《湿胖》一书其实是我之前所写的《脾虚的女人老得快》一书的"升级版"。如果说《脾虚的女人老得快》这本书最初只是想探讨脾虚这个常见中医病症对健康的影响的话，那么《湿胖》则是改善脾虚要针对的一个尤为精确的"靶点"，也是当下大家普遍的痛点。

在《湿胖》出版之后，我在与读者、网友的互动中发现，很多"湿胖"者不仅有脾气虚的问题，还伴有肝郁气滞和肾虚的问题。也可以说，他们的"湿胖"可能是被肝郁"气"出来的，也可能是因为肾虚而"老"出来的，而脾气虚、肝气郁、肾虚还可以夹杂而来，相互影响，这也就导致了有些"湿胖"的人按照《湿胖》一书的健脾办法减肥后，效果不明显，或者初见效果后不能持久的问题。

对这些人来说，不仅要帮他们的身体利用好水——这是健脾；还要疏通水液的运行道路——这是疏肝；更要从根基上使他们的身体火力更旺以便蒸化水——这就是补肾。不论是健脾、疏肝还是补肾，都只是"马后炮"，是"治已病"。

第 1 章 再论"湿胖"成因

就算辨证准确，如果每天都在制造新的肝郁、新的肾虚，它们仍旧可以抵消身体运化水湿的能力，减肥仍旧可能无功而返。这就是《湿胖.2》出版的目的——拓展"湿胖"的病因和治疗边界，加深人们对"湿胖"的认知，帮助"湿胖"者甩掉身体里多余的水，长肌肉而不是长"注水肉"，由此变得身材紧致，线条玲珑。

为什么一老就胖，一虚就湿？

胖多是伴随着衰老而发生的。无论是自然增龄还是未老先衰，胖多会如影随形，这是因为虚是衰老的必然结果，无论脾虚还是肾虚，都会随着衰老加重，同时也反过来加重衰老。

脾是"后天之本"，脾主运化，这个运化包括脂肪和水液的代谢。肾，是"先天之本"，主一身之阳气，肾阳是脂肪和水液蒸化的根本动力。脾肾二脏共同构成了人体阳气的关键。

脂肪是属于阴的，是身体的物质基础。脂肪要在阳气的作用下才能转化为身体所需的能量，随着脂肪的转化，我们不仅有力气了，不怕冷了，同时也不会肥胖，身体也因此变得轻盈。可是，一旦阳气不足，阴失去了转化的机会，一旦脂肪堆积起来，我们就会一边胖着，一边累着。

湿胖的两种诱因：内湿和外湿

为什么胖会和湿发生关系？"湿胖"为什么特别多见？这是因为和一老就胖一样，体质一虚，人就会生湿。想了解其中的缘由，我们先要知道中医中所说的"湿"到底指的是什么。

我在《湿胖》等书中说过，中医所说的湿就是没及时代谢出去的脏东西。那么，这些脏东西又是从哪里来的？

一种是我们一口一口吃进来的，特别是甜的、腻的、油炸的、味道重的、浓缩的、不好消化的、热量高的，这些统称为"肥甘厚味"，因为难以消化而容易积蓄下来，所以容易生湿。也就是说，湿是我们吃出来的，这是内湿。

除了内湿，还有外湿。外湿与环境、季节有关，南方潮湿的地方就容易生湿。人活着就要向外散热，出汗、身体蒸化水分是散热的必需途径。人体含水量在60%~70%，如果外界含水量很高、湿度很大，体内的"湿度"与外界湿度接近，比如空气湿度达到70%时，我们就会觉得非常难受，这时候，身体向外蒸发水分也会变得吃力。

这种蒸发水分的能力就是由中医中的"脾"负责的。《黄帝内经》说"诸湿肿满，皆属于脾"，明示了脾负责水液运化的职责。环境越潮湿，脾的工作量就会越大，也更容易导致脾虚。如果脾虚不能运化水液，水液停滞就生了内湿。

脾虚本身也可以制造湿

除了"肥甘厚味"摄入过多、环境潮湿的原因外，还有一个重要的生湿原因，就是我们的身体变虚了。中医讲"脾虚生湿"，脾虚本身就可以制造湿。

我们的口腔以及身体的各种腔道都含有适量的分泌液。除了润滑腔道、保持湿润，这些分泌液还有不同的生物功能。这些分泌液由不同的分泌腺分泌，一种叫"浆液腺"，我们的腮腺、胰腺里主要就是"浆液腺"，胃肠和呼吸道的分泌物也主要是由"浆液腺"分泌的浆液。这种分泌物质地稀薄，像浆一样，而且富含酶物质，有帮助食物消化的作用。

还有一种分泌腺叫"黏液腺"，口腔、食管里就有黏液腺分泌的黏液。这种分泌液质地很黏，主要成分为蛋白多糖，所含的消化酶比浆液腺分泌的要少。也就是说,"浆液腺"分泌的浆液,比"黏液腺"分泌的黏液,对身体的帮助要大。

从组织发生学上讲,"浆液腺"是在"黏液腺"的基础上发生的,"浆液腺"比"黏液腺"要高级。然而,我在《湿胖》等书中都提过,进化学上有个铁律:越高级的器官、组织,退化得越早,一旦衰老来临,或者因为体虚而未老先衰,"浆液腺"就要向"黏液腺"退化。这样一来,含消化酶多、质地清稀的浆液,就要变成含消化酶少、质地黏稠的黏液,不仅黏稠、量多,而且对身体助益还少,于是《黄帝内经》中所说的"湿、肿、满"就形成了。

因此,上了年纪的人总给人不干净的感觉,鼻涕、痰各种分泌物多而黏;消化不好的人,口水会增多,嘴里总是黏腻的,大便也呈溏泥状,不成形;"甲低"的人面部、肢体会胖肿,又不像水肿可以一摁一个坑,这是甲状腺功能低下时特有的"黏液性水肿"——这些中医辨证多是"湿气重",其根源都是气虚、阳虚。

凡此种种也就明示了胖与湿的关系,它们之所以会同时出现,是因为根基是同一个,都是因为虚、老了、未老先衰了,这也是《湿胖.2》要补充的内容——虚。

第 1 章　再论"湿胖"成因

舌头是最准确的"湿胖"指征

在《湿胖》一书中，我提出了"湿胖四联征"（体重超标＋肌肉松软＋舌有齿痕＋大便不成形）的概念，其中舌象是关键指标。中医看病需要望、闻、问、切"四诊合参"，其中的望诊包括看舌头，切诊包括摸脉，要将舌象、脉象和症状综合之后给出辨证结果。

然而，有时，舌象、脉象与症状是冲突的，比如这个人明显属于热证，但是脉象表现为虚寒的。此时，很多医家要"舍脉从证"，即根据病症而不是脉象来下诊断，但是当舌象与病状矛盾时，很少有"舍舌从证"的。这可能是因为，虽然脉象和舌象都会因慢半拍而无法同步反映身体的状况，但是舌象比脉象对身体的反应更直接，更迅速，也更准确。特别是对消化系统状态的反应，舌苔尤其准确，因此，在判断"湿胖"的过程中，看舌象非常重要。

典型的湿胖舌象是什么样的？

舌象包括舌质和舌苔。舌质就是舌头本身的形状、颜色和干湿程度，舌苔则是附在舌头表面上的那一层。

典型"湿胖"的舌质，一般是舌体胖，质地嫩，两边有牙印。由于舌头是由肌肉组成的，能把牙齿的印都印在舌头上，就意味着舌头的肌肉质地很松软。舌头的松软也代表了全身肌肉的状况，只要舌头有齿痕，一般都是脾气虚的，这是因为脾是"主肌肉"的。

与此同时，"湿胖"人的舌头含水量也会多，因此质地显得很嫩。脾主运化，如果水液不能正常代谢，组织中的含水量就多，舌苔就会显得水汪汪的。

舌苔则是湿气的指征。舌苔是由舌头表面的角质层与食物残渣组成的，身体的代谢能力决定了角质层脱落的速度，脾气虚的时候，代谢慢，角质层脱落也就慢。于是，角质层积存在舌头表面时，就容易裹住食物残渣。这样一来，腻苔就容易形成。于是，我们就看到了白腻苔或者黄腻苔，这就是提示体内有湿了，其中白腻苔是寒湿，黄腻苔是湿热。

湿气缠身难以速效解决，
健脾、补肾和疏肝是要领

我在咨询中发现，有些舌苔腻的人，用祛湿药效果不好，而且腻苔频繁"逆袭"。细问他们会发现：这些人中，很多是乙肝病毒感染者或者就是乙肝病人，腻苔是乙肝病毒入侵身体很难消除的结果和表现。

同样，在这次新型冠状病毒感染疫情中，很多人舌苔很腻，中医称这次疫情为"寒湿疫"，治疗过程中用到了葛根、羌活、藿香等，就是要兼顾到祛湿的效用。因为新型冠状病毒感染也是由病毒引起的，病毒入侵人体的情况，不同于普通的损伤，病毒会借助人体细胞提供的原料、能量和场所，合成自身所需要的核酸和蛋白质，构成新的遗传物质，再释放出病毒颗粒，就此使人体细胞瓦解。也就是说，病毒是会在人体细胞中扎营、常驻，与身体纠缠在一起的。这也正是中医湿气的特点，"湿性黏腻，如油入面"，湿气缠身之所以难以速效解决，就是因为它像油裹进面里一样，很难清除。

第1章　再论"湿胖"成因

因此，祛湿在中医治疗中，难度要高于散寒、祛风和清热。同样，西医对病毒的治疗也难于对细菌感染的治疗。迄今为止，只有"天花病毒"被人类战胜了，因为无论是祛湿还是抗病毒，都不仅需要时间治愈，更需要增强自身免疫力以待病毒自然死亡。

从广义上讲，这就是"正气存内，邪不可干"。从狭义上讲，祛湿必须健脾，必须补肾，同时保证正气运行的渠道不拥堵，这就是疏肝理气。健脾、补肾和疏肝这三点，也是我在《湿胖.2》中要说到的祛湿要领。

"湿胖"可以被吃出来

第 2 章

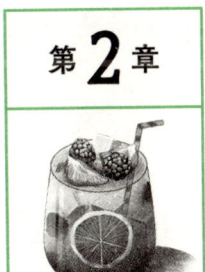

胖子是吃出来的，"湿胖"是撑出来的

既然脾气虚是"湿胖"的主因之一，我们就要知道，为什么会脾气虚。

除了《湿胖》一书中提到的脾气虚与中国人的体质特点有关，还有一点必须强调，那就是脾气虚是可以被我们一口一口吃出来的，而"湿胖"真的可能是"吃饱了撑的"的结果。

饮食有节，脾胃才有运化空间，水液代谢才正常

中医历代医家都强调"饮食有节"，这个"节"是节制的意思，所谓节制，首先就是少吃。

因为工作关系，我经常会接触到"国医大师""全国名中医"，这两个头衔是国家颁给中医的最高荣誉，代表了中医的最高专业水平。二者之中，对"国医大师"的要求更严，除了医术精湛，还必须行医50年以上。这一条是对大师自身健康的衡量：一个深谙中医精髓的人，首先自身要是中医养生的践行者，他们的健康高寿就是践行的证据。

我发现，这些"国医大师"中，没有一位是胖子，他们甚至三四十年体重都保持不变。其实，他们不发胖的重要法宝就是，随着年龄增长，要逐渐减少食物的摄取量，每顿只吃六七成饱。做到了这一点，就足以

保证他们长期以来脾气不虚。

无论我们种花还是种菜，一定要松土。这是因为土地板结时，肥水无法被植物吸收，而土地松动后，肥水才有了运行的空间，植物才可以轻松地获取营养。

中医讲，脾属土，我们的脾胃与土地有相似的特点。如果吃饭只吃到六七分饱，平时也刻意少吃零食，脾胃就有运化的空间，脾气负荷小、运转轻松，营养就可以顺畅地敷布全身。相反，如果总是吃到十二分饱才肯罢休，那么胃肠总是撑满的，就没有迂回的可能，当脾气运转不动了，脾所主的水液代谢就要受影响。

胖是一口一口吃出来的，湿胖很难迅速改善

很多胖人深有感触：为了减肥，吃饭很少，苦苦坚持但仍旧不见瘦。其实，这就是因为之前的胖，是他们一口一口吃出来的。

以往的过度进食，导致他们摄入了过多的热量，这不仅使他们长了肉，过饱的饮食还使他们的脾土"板结"了，脾气被累坏了。于是，就算开始减肥后限制了饮食，虚弱的脾气也不可能迅速强健起来。在很长一段时间里，水液代谢仍旧无能，"湿胖"很难迅速改善。

这也就提示，减肥真的不只是节食那么简单，更不能单纯地忌碳水。因为碳水就是粮食，而粮食是我们日常的食物中唯一有健脾作用的食物。其他的营养物质，比如蛋白质、脂肪，都于脾气无补。

当脾气虚是你的肥胖主因时，不仅不能照搬西方减肥理论，比如靠"生酮饮食"、靠"忌碳水"来减肥，还要注重补充可以健脾的药物或食

物，包括摄入粮食。非此，无法改善"湿胖"的成因，就算你的体重降低，身形变小，也仍旧可能是个"缩小版"的"湿胖"人。

一旦稍有放纵，"缩小版"就会变回"放大版"，减肥就要反弹。毕竟脾气虚这个"湿胖"的病因，并没在你的减肥过程中得到解决。

从这个意义上说，少吃不是老年人养生时才需要的。出于健脾目的，年轻时也要节制饮食，养成不过饱的习惯。

《黄帝内经》中说："食饮有节，起居有常，不妄作劳，故能形与神俱，而尽终其天年，度百岁乃去。"这句话是男女老少都适用的一个健康通则。

第 2 章 "湿胖"可以被吃出来

每天都用绿叶菜榨汁喝，为什么血脂还是高？

我有个亲戚，很注意养生，为了减肥降脂，每天用绿叶菜榨汁喝，同时控制主食。在很多人眼中，这个做法再健康不过了，因为绿叶菜热量很低，纤维素很高，还含有维生素。可是，他这样坚持了很久，血脂中的胆固醇数值仍旧居高不下，这是为什么呢？

每日饮食都要具备健脾功能，更要补充能与胆固醇竞争的"植物固醇"

从营养学角度讲，绿叶菜中真能降脂的成分并不多，所以减肥降脂收效甚微。从中医角度讲，我这位亲戚的饮食中其实缺少甚至可以说故意避开了能健脾的食物。胆固醇高属于中医所讲的"痰湿"，脾气虚就会生痰、生湿。

和我这位亲戚一样陷入健康误区的还有很多人，他们会用蔬菜做代餐，甚至喝"大麦青汁"之类的没有油性的食物。然而，这些食物还不如稍有油性的食物对胆固醇的清除力量强，这是因为它们缺少能与胆固醇竞争的"植物固醇"。

动物所含的胆固醇可以导致血管硬化，可以说是健康的大敌，可是它与植物所含的"植物固醇""长"得非常像。"植物固醇"进入人体后，会先抢占身体里的胆固醇"受体"，当动物类胆固醇再进入人体后，因为没有可以接收它的"受体"，就只能被排出体外，于是胆固醇的数值就会降低。

所有植物性食物中都含有"植物固醇"，但是绿叶菜中的含量并不高，含量较高的是黑豆、青豆、紫米、薏米、荞麦米、青稞、小米、玉米等，这些多是粮食。它们也是植物的种子，倘若种植是可以生发出一棵植物的，从中医角度讲，植物的种子都入脾经，可以健脾，健脾就能提升身体的生机，而这个作用，绿叶菜是远远不及的。

《中国居民膳食指南》虽然强调每天要吃够 300 克甚至更多的蔬菜，但必须在保证每天摄入 250~400 克谷薯类主食的前提下，粮食才是主食。从营养学角度讲，这是为了保证身体所需的热量；从中医角度讲，这是要保证每天的饮食都能具备健脾功能。

胆固醇高与"湿胖"同理，
都是脾气虚、运化无能导致的结果

《黄帝内经》说，"五谷为养"，五谷是排在所有食物之首的；"五菜为充"，五菜是排在所有食物最后的。用绿叶菜取代五谷类，就是在伤脾气，这也是喝蔬菜汁但胆固醇仍旧居高不下的另一个原因。

中医讲脾主运化，这个"运化"包括营养的吸收，也包括废物的排出。胆固醇高属于西医的"代谢障碍"，就是因为脾虚不能很好地运化所致。如果一个原本就脾虚的人，又长期以蔬菜汁为代餐，就算在一段时间内有减肥效果，但很快就会进入"平台期"。

之后，恐怕会越减越肥，胆固醇也会持续处于高位，因为代谢能力并没从根本上提升,甚至还下降了。对此,清代医家叶天士在《临证指南医案》中就说过了:"……湿从内生者,必其人膏粱酒醴过度,或嗜饮茶汤太多,或食生冷瓜果及甜腻之物。"

从西医角度讲,我们体内的胆固醇不仅来自食物,比如鸡蛋黄、动物的内脏,这是"外源性胆固醇",直接吃进来的胆固醇,只占总胆固醇的 30%,另外的 70% 是"内源性胆固醇",是身体自己合成的。

身体是很聪明的,会自己寻找平衡,"外源性胆固醇"吃得少,"内源性胆固醇"的合成就会提升。因为胆固醇参与细胞膜的形成,是身体不可或缺的,因此,身体会自我调整胆固醇的合成和代谢速度。

如果总是用蔬菜汁代餐,减少了"外源性胆固醇"的摄入,一方面可能会使身体的"内源性胆固醇"合成增加,另一方面因为脾虚,废物运化不利,胆固醇代谢就会降低。当二者叠加,胆固醇自然居高不下。

这也是中医说的"寒凉直折阳气"的体现之一。这个阳气就包括了脾气,因为能榨汁的蔬菜性质普遍偏凉,又没有谷薯这类健脾的食物相佐,看似养生的蔬菜汁,其实可能在伤脾气,而胆固醇高与"湿胖"的原理同出一辙,都是脾气虚、运化无能导致的。

减肥成功的贾玲为什么说自己不快乐？

2024年的春节，电影《热辣滚烫》大火，主演贾玲为这部电影减肥一百斤[①]！观众看了电影之后说：贾玲不是瘦了，是变了，变得更加坚强自信。然而，贾玲本人在接受采访时却说：她减肥的这一年，觉得很累而且不快乐。

除了电影拍摄过程中的压力，减肥过程本身对情绪也一定会有巨大影响。和其他减肥者一样，鸡胸肉、西蓝花是贾玲减肥时的主要食物。由此可以推断，她的累和不快乐，都与忌碳水有直接关系。

为何忌碳水的减肥方式很容易导致情绪低落？

我之前接触过一位咨询者，是个秀气的女孩子，她的问题是情绪容易失控，特别是没按时吃饭时很容易发火。熟悉她的人都觉得她很奇怪：不过是吃饭晚了一会儿，至于发脾气吗？

这个女孩子的失态与贾玲的不快乐，原因同出一辙：碳水化合物摄入不足，影响了5-羟色胺的分泌，而5-羟色胺是可以使情绪轻松、平

---

① 斤，重量单位，市制1斤等于10两，合500克。

静的"幸福素"！

我们的情绪大致分为两类，一类是开心，一类是痛苦。开心往往源于身体的需求得到满足，比如，饿了吃饭就会开心；痛苦则往往源于机体需求没得到满足或者受到伤害。

在情绪调控中，5-羟色胺起的是安抚作用，能让我们感到满足和幸福。5-羟色胺水平低的人，更容易感到受威胁，更容易生气或委屈。长此以往，会导致抗压力系统的崩溃，人会因此觉得不快乐甚至很痛苦。

为什么压力大的时候会想吃甜食，吃饱了饭就会觉得幸福？这是因为糖和粮食都是碳水化合物，它能最快地升高血糖，从而增加胰岛素分泌。由此可见，促进5-羟色胺在大脑中的合成，幸福感由此而来，这也是以忌碳水的方式减肥很容易导致情绪低落的原因。

碳水化合物虽是"清洁能源"，但缺乏碳水会令情绪容易失控

《黄帝内经》关于食物的排序是"五谷为养"，其后才是"五果为助，五畜为益，五菜为充"。同时，中国古人还有"食谷者慧，肉食者鄙"的观念，抛开这一观念对当时统治者的指责，吃五谷比吃肉可以使人更有智慧，也是符合医理的。

任何食物的主要成分，无非是蛋白质、脂肪、碳水化合物。在这三大营养物质中，碳水化合物使血糖升高的速度最快，而且碳水化合物代谢后，只会产生水和二氧化碳，堪称食物中的"清洁能源"，其中水是身体需要的，二氧化碳则可以随时蒸发。

大脑是人体进化程度最高也最为精密的器官，它容不得复杂、有毒的代谢物，所以只接受碳水化合物的供能。只要缺乏碳水，大脑就会处于饥饿状态，情绪就难免失控。

"忌碳水"的减肥是在伤脾气，
选择低升糖指数的碳水化合物有利于健脾祛湿

现在糖尿病人多，升高血糖好像成了忌讳，成了食物的缺点。其实，这种认知是片面的！

血糖是生命的能量保证，低血糖是会致死的，大脑的损伤会首当其冲，而且大脑损伤是不可逆的。因此，一旦血糖低，身体就要以情绪变化的方式来报警，由此督促人类快去觅食。

为了活下去，人类会本能地选择升糖最快的食物，而且会进化出对这种食物的特殊喜好，这也是忌碳水比忌蛋白质要难得多的原因。而这也就提示："忌碳水"的减肥是违背生理规律，甚至是违背人性的，这样的减肥很难持久。

从中医角度讲，"忌碳水"也是在伤脾气，而脾主升清，"升清"的意思是：将气血等对身体有益的物质运送到身体各处。当升清不利时，肌肉就会失养，所以贾玲虽然练出了肌肉，但仍旧会觉得累。

碳水过多确实会增加热量，而且含糖量高、升糖指数高的食物，会导致大脑疲劳，记忆力下降。因此，最好的办法是选择低升糖指数的碳水化合物，它可以持续而又稳定地供应血糖，保证5-羟色胺的分泌，让人保持欢愉的心情。

这也是《黄帝内经》中提到的"五谷"的真正模样——没经过精细加工的食物，其中富含的纤维素没有热量，在达到饱腹效果后就悉数排出体外，不仅如此，还能有效地抑制血糖的急速升高。可以用粗粮杂粮代替精米白面，将晚餐的主食换成谷薯类的食物，像芋头、土豆、山药。

中医讲究"药食同源"，就是把治疗养生融汇到生活饮食中，因为有些药物是可以当饭吃的，最有代表性的就是山药、莲子、芡实、薏苡仁、白扁豆等。它们相当于"药用五谷""养生碳水"，不仅像粗粮杂粮一样富含纤维素，热量很低，而且比一般的粗粮杂粮多了健脾祛湿的功效。如果你把这些"药用五谷"等同于碳水化合物而忌掉，那就太可惜了。

> **佟彤 健脾祛湿小妙招**
>
> 以山药为例：每 100 克山药的热量约为 57 千卡[①]，每 100 克大米饭的热量约为 120 千卡，晚餐吃 100 克山药足以饱腹了。
>
> 不仅如此，山药入脾经能健脾，帮助食物水液的运化代谢；入肾经可以筑牢身体根基，同时给健脾托底。

---

① 千卡，热量的非法定计量单位，等于 1 卡的 1000 倍，1 千卡 =4186.8 焦。

你忌的不是碳水，而是生机

"忌碳水"是现在流行的，之前王石就曾晒照说他偶尔吃一次碳水时难得的快乐，貌似是为了营养，也是为了控制体重。

"忌碳水"确实能降低体重，因为碳水化合物能快速被身体吸收而转化为能量。如果摄入的碳水化合物过多，消耗不掉，能量就会以脂肪的形式储存起来。从这个意义上说，少吃碳水，能量摄入减少，人体就自然能瘦下来。

然而，问题在于：粮食里不仅仅含有碳水化合物，还有其他营养物质，而且粮食不能直接和碳水化合物画等号！

中医重视健脾，全面"忌碳水"实则是在"忌生机"

五谷之类的粮食都是种子，一颗种子种在地里是可以长出一棵植物的，因为它除了含碳水，还蕴含生机。中医健脾时常用炒麦芽、炒谷芽、炒稻芽，就是在借助它们的生机鼓舞脾气。只不过"生机"这个概念是中医独有的，在西医营养学中则无法衡量。

像中医所说的"气"，在西医中也是无法衡量的，但是人一旦气虚就会衰弱，气绝就会死亡。从某种意义上说，"忌碳水"就是在"忌生机"，

"忌碳水"之后的很多病状，就是生机缺乏的表现，中医称之为"阴实则死"。《英国医学杂志》曾发表论文指出：长期不吃碳水，心脏会变脆弱，与正常饮食的人相比，这类人心肌梗死的发病风险高达1.6倍。

中医重视身体的功能和能量，药物、食物的"寒、热、温、凉"之性就是能量的体现，而西医更重视身体的结构，"缺损""增生""检测呈阳性"等多是结构的体现。结构往往是可见的，而能量不可见。用可见的结构指标，是衡量不了不可见的能量变化的。这也是西医和中医的重要区别所在，也是营养学的"成分"与中医药物、食物的"性味"的区别。

营养学衡量不了的东西，不意味着不存在、不重要，单纯以"营养成分""有效成分"去评价和选择食物和药物，就会损失巨大。比如，黄连中含有"黄连素"这个有效成分，"黄连素"主要用于抗菌止泻，黄连除了能抗菌止泻，还能改善睡眠，缓解焦虑。可是，如果你吃"黄连素"，就无法获得助眠的效果。

古往今来的养生，始终强调自然饮食，减少人为加工。人为环节过多，食物就不再自然真实，而生机是食物的自然属性。中药大多是自然界的植物、动物，中医炮制中药的过程，并没改变其原始组成，只不过是通过炮制减少药物的毒性和偏颇，这是中国哲学"道法自然"的具体体现。

真正要忌的碳水是精细加工的精米白面及其制品

现在的研究发现，精米白面是肥胖、糖尿病乃至心脑血管病等的基础，在精细加工后，它们变成了纯粹的"碳水化合物"，不可能再长出粮食，因为缺少了生机。

这里所说的"生机"就相当于中医所说的"阳气",阳气可以把吃进去的营养"盘活"。包括碳水在内,各种营养都属于中医说的"阴",阴是身体的物质基础。可是,它是"死"的,必须通过阳气的点化,阴才能为身体所用。如果阴太多,阳气不足而点化无力,阴就会蓄积下来。这就是中医说的"阴实则死"。

肥胖人的脂肪,糖尿病人的高血糖,就是"阴实"。从这个意义上说,"忌碳水"是对的,但"忌碳水"不等于忌粮食,真正要忌的是精细加工的精米白面及其制品。那些全谷全麦以及其他杂粮,比如小米、薏米、芡实、藜麦、大豆、山药等,它们是包含了碳水化合物的"生机库",是未经破坏的生命,能鼓舞人体生机,保证人体不可或缺的阳气。

含山药多糖的山药入脾经,有健脾功效

有些人血糖高,担心山药含有碳水化合物会升高血糖,那该怎么解释名医张锡纯治糖尿病的两张名方呢?它们可都是重用了山药的。

一张是"玉液汤":生山药,生黄芪,知母,生鸡内金,葛根,五味子,天花粉;治"口常干渴,饮水不解,小便频数量多,或小便浑浊,困倦气短,舌嫩红而干,脉虚细无力"。一张是"滋膵饮":生箭芪,大生地,生怀山药,净萸肉,生猪胰子。

包括京城四大名医之一的施今墨先生,治消渴也会重用山药,原因很简单:山药不等于碳水化合物!现有的西医研究也早就发现,山药除了含有碳水化合物,还含有"山药多糖"。"山药多糖"的作用之一就是增加胰岛素分泌,改善受损的胰岛 B 细胞功能,由此调整甚至降低血糖。

随着科学的发展,我们一定还会从山药中发现更多的多糖以及其他有效成分。从中医角度讲,山药入脾经,可以健脾,中医的脾是主运化

的，这个"运化"是广义的，包括了营养的吸收运输。

吃同样的饭，为什么有的人血糖、血脂高，有的人就是正常的？就是因为他们的运化能力不同。运化能力弱的，就算忌口，有时也难逃"三高"。

通过健脾提升运化能力，山药自带的碳水化合物也可以及时被代谢、被运化，这就是山药的价值！就像有些药物可以保肝，虽然它们也要经过肝脏代谢，但其对保护肝脏的建设性意义，足以抵消肝脏代谢它们时增加的负担。

你的胖肚子是"黄芪腹"吗？

《热辣滚烫》上映时，贾玲接受采访，除了说过去一年不快乐，还说她非常累，为了不面带倦容出镜，时常要停拍几天，这种累和减肥时运动量大、饮食禁忌有关，还与她的体质有关。

"黄芪体质"的人大多"汗出而肿""肌无力"

从中医角度讲，有一种胖人是"黄芪体质"，也被称为"黄芪人"。这种人减肥，最好借助黄芪，不光能减轻疲劳，还能加快减肥的速度。黄芪主治"汗出而肿"和"肌无力"，而"湿胖"者，常有这样的表现。

"汗出"是人正常的散热功能，是自然生理现象。然而，如果你出汗与环境温度、运动量没关系或者不符，比如天气并不炎热，但是稍微动一动就出很多汗，这就属于病态了，中医称之为"自汗"。有此症状的人还会伴随气短乏力、容易感冒的问题。

"汗出而肿"中的"肿"，指的是虽无明显的浮肿，但肌肉松软，体形肥胖，呈现浮肿貌，由此自觉身体沉重，懒得活动。

"肌无力"则是缘于张仲景《金匮要略》中的"黄芪桂枝五物汤"中关于"尊荣人"的提法，原文说"夫尊荣人骨弱肌肤盛，重因疲劳汗出，卧不时动摇，加被微风，遂得之"。文中所说的"骨弱"，并不是指有软骨病，而是指肌肉无力。"肌肤盛"则指的是这种人大多养尊处优，缺乏体力劳动而赘肉较多。

"黄芪体质"的人的几大特点

简单来讲，因为气虚而胖而无力的人，都是适合用黄芪来减肥的。后世医家也总结了适合用黄芪减肥的人的几大特点：

1. 虚胖，肌肉松软不紧，而不是壮实或形体消瘦者；
2. 汗多，神疲；
3. 腹围大于或等于胸围，身材呈梨形或呈向心性肥胖；
4. 腹部很软，按压腹部时抵抗力很弱，平躺时腹部的赘肉向两边下垂；
5. 小腿肌肉松软，但皮下脂肪丰厚，踝关节处容易水肿，冬天穿有袜子时，可见明显勒痕；
6. 头大脸阔，缺乏光泽，脸部肌肉松弛，上眼睑肌松弛下坠最为多见和先见；
7. 舌质胖、大、软、淡、嫩、湿润、边有齿印、津液饱满。

只要满足上述这些问题中的 2~3 个，基本上就属于"黄芪体质"了。随着年龄增长，肥胖者中的这种人会更多。因为气虚会随着年龄的增长而加重，他们用黄芪不只是为了减肥，也是为了改善气虚体质。

人参、黄芪均为补气"上品"，
但是药证有区别

名医朱丹溪说："黄芪补元气，肥白而多汗者为宜；若面黑形实而瘦者服之，令人胸满。"

1920年冬，胡适患糖尿病、慢性肾炎合并心脏病，全身水肿，协和医院不治，后请中医陆仲安，以大剂量黄芪配党参等而愈，这也提示黄芪的退肿作用。

曾经有人对全国330位"国家级名中医"进行问卷调查，有139位名中医认为，黄芪是他们临床擅长应用的药物之一，列居擅用药物第一位。

说到气虚，很多人会想到人参。的确，人参、黄芪均为补气"上品"，但它们的药证是有区别的。有人总结说"人参津亏，黄芪水泛"，意思是：人参适合治疗津液亏虚的气虚，因为人参是气阴双补的，运动、爬山时嘴里含一片人参，不仅能增加气力，而且能缓解口渴。发热之后人疲惫又干燥，用含有人参的"生脉饮"就非常合适。

如果用黄芪，可能会加重上火，因为黄芪没有滋阴作用，它治疗的是"水泛"，通过温燥之性把水"蒸"干。因此，干瘦、有皱纹、干瘪瘪的气虚的人，照样可以吃人参，不用担心补气的同时伤阴；而"湿胖"、身体软软的、像灌了水的皮囊的人，更适合吃黄芪来减肥。

白术能健运脾气，
可以补土治水

之前，我多次提到"参苓白术丸"可以去"湿胖"，其中的"参"就是人参，因为"参苓白术丸"中除了含有人参，还有白术。白术有很好的运水能力，大便不成形、腹泻的时候，用上白术很快就能止泻，因为白术能健运脾气，可以补土治水。

元代的《汤液本草》中说，白术"通水道，上而皮毛，中而心胃，下而腰脐"。《神农本草经》则说白术"久服轻身，延年，不饥"，其中的"轻身"是去掉水湿之后使身体轻盈之意。白术和茯苓配合使用，前者燥湿，后者利水，二者的联手在"参苓白术丸"的去"湿胖"作用中，厥功至伟。

善用黄芪的补气之力，可提升肺、脾、心三个脏腑功能

黄芪有生黄芪、炙黄芪之分。炙黄芪是生黄芪经过蜂蜜炮制而得，生黄芪补气利水力量更强，而且善于走表，更长于蒸化皮肤肌肉里的水湿。炙黄芪温中力量加强，能改善脾胃虚寒，相对来说走表力量更弱。没有脾胃虚寒的"湿胖"者，生黄芪更合适，兼有脾胃虚寒者，可以生炙黄芪各半，兼顾表里。

黄芪可以代茶饮，开水冲泡后当茶喝，一般每天10克左右，体重超标者可以增加到15克。不过，值得注意的是，黄芪偏热，容易引起或者加重便秘。喝黄芪茶时，要多吃纤维素含量高的食物，比如红薯、猕猴桃、火龙果、芹菜等。只有保持大便通畅，黄芪才能持续使用。

我常将生黄芪和西洋参合用，二者都是补气的。西洋参是凉性的，它是人参里唯一一个不上火的参，它的凉性能牵制黄芪的热性，还能加持黄芪的补气之力，将补肺气、补脾气拓展到补心气。若肺、脾、心这三个脏腑功能提升，全身的气力便会有大的改观。

治习惯性便秘小妙招

之前我推荐过一个治疗习惯性便秘的方子：生白术 30 克，当归 10 克，肉苁蓉 10 克，升麻 10 克。有人可能会问：既然生白术能通便，用生黄芪加生白术不就可以既燥湿又通便了吗？

白术能燥湿，指的是炒白术，经麦麸炒制过的白术燥性提升，而生白术是没经过炒制的，利用的是它燥性不强的特点来通便。也就是说，生、炒白术分别长于通便和燥湿，无法集于一身。

"银耳+桃胶+皂角米+冰糖"，孩子咳嗽开了

2023年的秋冬之际，各地感冒咳嗽的人数逐渐增多，孩子群体的表现更为明显，多为流感加上支原体感染。

任何进补都切忌给孩子的脾气运化增加负担

有个广东妈妈向我咨询：因为天气又冷又燥，怕孩子感冒咳嗽，她特意煮了"糖水"，里面放了银耳、桃胶、皂角米还有冰糖，口感黏黏糯糯的，感觉可以"滋阴"了。

她5岁的女儿和她一起喝了，结果第二天，原本不咳嗽的孩子居然开始咳嗽了。孩子父亲担心病情加重，就带孩子去医院就诊。吃过医生开的药后，孩子当天倒是不再咳嗽了，但是第二天起床后，她发现孩子的脸色变得又青又白，一点血色都没有，咳嗽的症状也更加严重了。

我看了医生开的处方，都是清热苦寒的药，甚至用了能退高热的"人工牛黄"。无疑，这个孩子是因为"银耳羹"诱发咳嗽，又被寒凉药物所伤，所以她的整个病程既符合"形寒饮冷则伤肺"，又验证了"脾为生痰之源，肺为储痰之器"的道理。

首先，银耳确实可以润燥。不过，银耳滋腻，因为它含有多糖，所以口感糯糯的。请注意，银耳糯糯的，但那不是胶原蛋白！在此多说几句：任何植物都不可能含有胶原蛋白！胶原蛋白只可能出现在动物身上！银耳的作用是补水，多糖可以吸收几倍的水而变得软软糯糯的，但是绝对不可能改善因缺乏胶原蛋白而出现的皱纹多、弹性差的肌肤问题。

至于桃胶和皂角米，它们也是植物，含的也是多糖，多糖是很难消化的，多糖摄入过多与吃了滋腻的食物的效果一样，都会引起消化不良。只不过滋腻的食物，比如动物的皮，比如阿胶，还能为身体合成胶原蛋白提供原料，或者可以直接补血，但是桃胶和皂角米于身体几乎无补，身体还要徒增消化它们所含的多糖的负担。

本身就不好消化的银耳，再加上桃胶、皂角米，给孩子的脾气运化增加了巨大的负担。以孩子稚嫩的脾气，无法点化如此厚重的阴性物质，消化不了就变成了痰湿，咳嗽便是孩子的身体本能地想要排掉痰湿的表现。

这个因为"银耳羹"而咳嗽的孩子，又遇到开寒凉药物的医生，使得运化桃胶、皂角米已经气力不支的脾，再次遭遇寒凉药物，"直折阳气"，脾气便虚到了谷底。在痰湿加重的同时，面色也显示了青白的虚寒之色。这种情况下，孩子的咳嗽症状只会加剧。

于是，我给这位妈妈推荐了"午时茶"。不久，她惊讶地告诉我，临睡前孩子喝了一次之后，咳嗽症状就减轻了，第二天脸色也恢复了过来。

第 2 章 "湿胖"可以被吃出来

> **佟彤 滋阴健脾小妙招**
>
> 之前也有个妈妈,立秋之后自己做"秋梨膏"进补,结果,孩子喝了一周"秋梨膏"之后也开始咳嗽。这是因为秋梨、冰糖等也是阴性物质,必须借助足够的脾气运化,脾气虚的孩子很可能因此诱发咳嗽。除非她们在做"银耳羹""秋梨膏"时加点陈皮,由于陈皮是温性的,而且性质是动的,可以对冲"秋梨膏""银耳羹"的阴性,使它们不那么静,更便于脾气的运化。

有如此神效的"午时茶"是何方神圣?

"午时茶"是由清朝福建名医陈修园所创,由苍术、陈皮、柴胡、连翘、白芷、枳实、山楂、羌活、前胡、防风、藿香、甘草、神曲、川芎、桔梗、麦芽、苏叶、厚朴、陈茶组成。午时茶中既有驱散风寒的解表药,也有健脾化食燥湿的药,特别适合感染风寒的同时又有停食或者湿气重症状的人。前面提到的那个孩子就占了其中两点。倘若外出旅游时,吃得不合适,又受寒了,舟车劳顿加水土不服就很容易生湿,"午时茶"最好随身携带。

很多人的感冒是伴随消化道症状的,在西医中称为"胃肠型感冒",除了发热还会恶心、呕吐、肚子疼、泻肚,"藿香正气水"和"午时茶"都可以针对这些症状起效,只不过"藿香正气水"更适合夏天,治疗湿热天气的胃肠道感冒;"午时茶"针对的则是秋冬寒冷时节的发热咳嗽加胃肠不适。"藿香正气水"和"午时茶"都能针对表证夹杂的湿起效。

湿胖 2

孩子的黑眼圈，成年人的大眼袋，都是因为脾虚

经常有家长问，为什么孩子睡眠时间不短，但是总有黑眼圈？很多成年人则抱怨说，自己年纪轻轻就有眼袋了，特别显老，这是为什么？

其实，孩子的黑眼圈，成年人的大眼袋，都是因为脾虚了，不能运化水了。

动不动就输液，
会影响脾气运化湿

每次遇到这类家长，我都会说：你的孩子之前一定输过液！孩子因为输液而出现黑眼圈的情况，几乎次次被我说中，这也是我特别反对孩子动不动就输液的原因。很多疾病通过口服药物就可以解决，输液只用于重病、急病的治疗为好。就连西医也提倡：能吃药不打针，能打针不输液。

输液的过程就是猛然间从非正常渠道向身体里输入很多水，"水量"远远超出了脾气日常能运化的量。如果这些水不能及时运化就会生湿，湿重会反过来困脾。孩子大多都是脾虚的，如果家长急于给孩子退热而滥用输液药，孩子就会在脾气尚弱之时再次伤脾。

第2章 "湿胖"可以被吃出来

有人会问:"输进去的水液又不会进胃里,而是进到静脉,为什么会影响到脾胃?"因为中医的脾是广义的,中医的脾不仅负责消化系统,还负责全身水液的运行和代谢以及能量的推助,这相当于西医所说的心和肺的作用。这就是"脾主运化"的"运化"以及"脾主升清"的"升清"。

嘴唇青紫是由输液导致的缺氧引起的,
黑眼圈则是寒湿困脾的典型表现

从西医角度讲,我们喝进去的水、输进去的液,都要进入血液中。输液之后,突然增加的循环血量需要心脏更为有力的助推。

如果原本只能拉个"小车"的心脏,突然被加大了负荷,变成了拉"大车"的,就会导致助推无力,血液循环也跟着变慢,氧气摄入也会减少。如果血缺了氧,颜色就会变深,缺氧严重会导致嘴唇青紫就是这个原因。

青紫的血液在眼周这个皮肤最薄的地方显现出来,就是黑眼圈,这也是寒湿困脾的典型表现。这种孩子,不只有黑眼圈,还会有眼袋。这就与成年人的眼袋形成是同样的道理,因为眼周组织疏松,不能排出的水受地心引力吸引,更容易沉积在这里。

如果是成年人,还会出现"双下巴",这也是使人显老的关键问题,因为下巴的组织也更为疏松,也是水液容易沉积之处。

中医讲究身体真正缺水才需多饮水,
无感蒸发不足的人喝水应频频饮之

说到这里,必须澄清一个关于喝水的说法,感冒了、上火了,身边的人会嘱咐你"多喝水"，其实，这是民间经验，与中医无关。

在古往今来的中医典籍中，从没有一个名医靠"多喝水"来治病、养生。因为中医是治人的，从来不把人当机器，更不把人当作装水的容器。不分什么体质、什么病状，每天刻板地灌进8杯水的办法，是违背中医主旨的！

身体缺水的人，不都是因为没喝够水，很多人是因为没有足够的用水的能力。这样的人如果同样多喝水，就会像《伤寒论》中说的："其不晓病者，但闻病饮水自愈，小渴者乃强与饮之，因成其祸，不可复数也。"这句话的意思是，如果这个人总是不感到口渴而强饮水，病情会更加复杂。

在中医看来，"口不渴"是一种重要的疾病信号。身体只要能正常代谢，即便不出汗，也在通过皮肤持续进行"无感蒸发"，身体里的水分会随着无感蒸发而减少。这个时候，人就会因为缺水本能地感到渴。之所以感觉不到渴，并不是口渴的感觉迟钝，而是因为缺乏"无感蒸发"，该代谢的水没代谢出去，身体并没有真正缺水。

这些人除了口不渴，还会有不喜欢喝冷水，喝了就尿，如果稍微多喝点水，就觉得水积在胃里，甚至自己都能听到"振水音"的表现。这些和眼睛、面部胖肿，有眼袋、双下巴等，都是蒸发不足的结果。这种人喝水，应该"频频饮之"，少量多次。如果疾病所需一定要输液，就要借助药物或者食物，帮他们健脾，运化水。

参苓白术散是输液时
预防寒湿的"中药伴侣"

很多西医都有经验，输液时，如果病人舌苔腻，胃口差，他们会开"参苓白术散"，或者建议病人喝"猴姑米稀"。因为这种米稀里就含有

第 2 章 "湿胖"可以被吃出来

"参苓白术散",加上米稀的形态类似于糜粥,是能养胃健脾的。

前面讲了,白术能运脾,这个"运"就是运化水液、燥湿的意思。《本草从新》称炒白术"尤能燥湿",同时还有人参补气,茯苓薏米等健脾渗湿。因此,"参苓白术散"这个宋代就有的经典名方,算是输液时预防寒湿的"中药伴侣"了。与此同时,这个名方也适合帮助口不渴,或者喝了就尿的脾虚湿胖之人改善体质。

爱煲粥的广东人是"祛湿模范"

去年夏天最湿热的时候，因为出差的关系，我在广州待了四五天。酒店旁边有家粥店，那里"万物皆可煲粥"。皮蛋粥、瘦肉粥、鱼粥等，不一而足，由此我不仅体会了广州的湿热，也了解了广州人一年四季，包括湿热的夏天也要喝粥的原因，是环境把他们逼成了健脾祛湿的模范。

湿热环境会导致脾虚运化无力，
进而导致消化功能低下和身体疲乏无力

中医说脾主运化，这个运化既包括食物的消化吸收，也包括水液的代谢运行。脾虚时，水液代谢出现问题，人体就容易生内湿。广州的夏天，不仅炎热，空气的湿度也大，含水量70%的身体向湿度超过80%甚至90%的空气中排汗，就变得异常困难。因此，在湿热环境中，就算出汗也很难达到降温效果，所以我们总觉得浑身黏腻腻的。

脾在湿热中是最累的！它需要抽出一大部分精力去应对外湿，留下来消化食物的脾气就会不足。于是，稍微吃点不易消化的，在其他季节可能没事，然而在夏天就会伤了胃口，舌苔会变得很腻。

这就是脾虚运化无力，生了内湿的缘故。因此，夏天最为湿热的那段时间，被中医定义为与脾相对应的"长夏"，就是因为在湿热环境中，脾才是主角，主角总是最为辛苦的，在湿热环境中脾气最容易变虚。

脾气虚的后果大家熟悉的，主要是消化功能的低下以及因为肌肉无力导致的疲乏无力，这是因为脾是主肌肉的。

脾虚还会导致棘手的"上热下寒""上盛下虚"

除此之外，脾虚还会导致棘手的"上热下寒""上盛下虚"，即很容易上火，动不动就长口疮，嗓子疼，牙龈肿，身体却非常怕冷，特别是腰以下经常是冰凉的。总之就是，上面的火过剩，下面的水有余。

为什么上面的火不能与下面的水正常交融？就是因为脾胃这个中焦"枢纽"无法运转了，由此影响到上下的交通。

中医讲"中焦如枢"，这种上热下寒的人，往往都有脾胃不好的老毛病。这类人吃两个荔枝、几口羊肉、几粒炒坚果，就开始上火，而荔枝、羊肉、坚果并不是人人都会吃了就上火。不是因为这些人火力不旺，而是因为他们往往都有健运的脾气，中焦这个"枢纽"的运转是正常的，当食物到了中焦，是可以及时周转的。

中医治疗虚火上炎，会用到足贴涌泉的方式，即用温热的吴茱萸刺激"涌泉穴"这个肾水之源，以此温暖肾水、鼓动肾水上行去"灭火"。然而，很多上热下寒的人，贴涌泉根本没用或者很快效果就变差了，这多是因为中焦枢纽没通，就算下面的肾水能升上来，但到了中焦就淤堵了，仍旧无法上达。

因此，最全面的治疗上热下寒的办法，不仅要给双脚加温，足贴涌泉，还要借助健脾、祛湿的药物或者食物，比如"人参健脾丸""香砂平胃丸"，或者用炒麦芽、陈皮、鸡内金之类药食同源之品做药茶饮用，让上行的肾水能顺利通过中焦这一关，包括粥这种广东人的主要食物，也具有维护中焦的绝佳作用。

因为粥是最容易被消化吸收的,容易消化吸收的食物都具备健脾功能。能健脾的粥,一定要是水米交融到极致的糜粥状态,而不是清汤寡水的"水泡饭"。糜粥类似于现在的米稀、米糊,这种形态符合脾胃的另一个特性:"中焦如沤"。

粮食经过长时间浸、煮变成绵软、糯稠的状态就是"沤",粮食多入脾经,大米、小米等各种可以熬粥的粮食都有健脾的作用,而"沤"这种状态下的粮食更容易被吸收,健脾之性自然更强。

常年为湿热所困的广东人显然是受益于粥对脾气的补益,才会形成喝粥的民俗,就是每天利用吃饭的机会,实现高频次的健脾。

眼睛肿？输液时的消肿"偏方"可以试试

很多人早上起来眼皮会肿，尤其是女性，这与雌激素分泌的周期有关，因为雌激素有保水作用。

一般来说，月经来潮前 10 天左右，雌激素分泌值逐渐走高，身体很容易留住过多的水。眼皮又是最为疏松的组织，在月经来潮前几天就会变肿，医学上称之为"生理性水肿"。

钾是消肿的"利器"

眼睛肿不是病，也不用过度治疗，医院里有个处理输液漏液的简单办法就可以帮你消除水肿，这就是贴土豆片。

输进去的液体应该直接进入静脉，但是有时由于病人碰歪了输液针，或者护士没有扎对，液体就会漏在静脉之外的组织中，这个部位就会肿起来。

此时，除了调整针头，护士还会在水肿的部位贴几片新鲜的土豆片。很快，原先肿的部位就会消肿，这是因为土豆里含有丰富的钾，而钾是消肿的"利器"！

我们的体液中含有各种微量元素，其中包括钠和钾。钠就是食盐中的主要成分。钠有保水的能力，咸的吃多了，口味重了之后人就容易水肿。不光是因为吃咸了，我们会因为口渴多喝水，还因为身体会把喝进去的水最大限度地留住，这样才能与多吃进去的钠达成正常的体液渗透压。之所以有高血压的人要限制钠的摄入，要饮食清淡，就是因为钠多了，水就会留得多，就会增加血液循环的量，血管中压力大了，血压就会升高。

钾的作用正好与钠相反，它是可以消肿的，因为钾可以把钠从血液这种体液中置换出来。随着钠被换出来，水也被排了出来。这样一来，不仅血压降低了，水肿也减轻了。

通过钾来消肿的原理也适用于减肥

市面上有一种"低钠盐"，医生会推荐给血压高的人吃，它就是用钾代替了钠，你吃到的咸味不是来自氯化钠而是来自氯化钾，这种盐也应该非常适合"湿胖"的人。

土豆片之所以能消肿，就是因为它富含钾，每100克土豆大约含钾342毫克。钾的分子很小，可以渗入贴敷处的皮肤，在置换出钠的同时，也带出了水。无论是输液时漏在组织中的水，还是因为雌激素保水停在组织中的水，都可以因为置换出钠而减轻局部水肿。

如果你早上起来眼睛肿，又确定不是肾脏或者心脏问题，可以试试用土豆片，并且一定要是生的土豆片。土豆片不要切得太薄，如果土豆片变干后，水肿仍旧未消，可以换一片，直到水肿消退为止。

通过钾来消肿的原理还适用于减肥。因为很多人，特别是女性的胖是"湿胖"，她们不是多了肉，而是多了水，这也是我在《湿胖》一书中反复强调的。湿胖人的肉是"注水肉"，除了因雌激素自然的保水功能所致，还因平时的重口味所致。

第 2 章 "湿胖"可以被吃出来

重口味留住的水,与雌激素所保的水会产生叠加效应,因此有些人在一个月经周期中,体重会增加四五斤。如果她们想减肥,就要在前一次月经结束的十天左右,开始控制盐的摄入,如果非吃不可,那就要用富含钾的食物对冲"重口味"中的钠,富含钾的食物有:土豆、香蕉、紫菜、南瓜、胡萝卜、冬瓜、西葫芦、葡萄、梨子、菠萝、口蘑、银耳等。

需要引起重视的是,钾是人体必需的元素,不只与水肿有关,缺钾还会导致心率降低,引起乏力、麻木、恶心、呕吐、低血压、腹泻和精神不集中等问题。如果你出了很多汗或者连续泻肚,都会造成钾的流失。这个时候尤其要注意及时补钾,可以马上吃点香蕉、橘子或者喝些橘子汁,或者索性喝一杯"低钠盐"冲的水。

祛湿特别难？因为你没找对最高效的"祛湿之路"

既然是"湿胖"，祛湿就是关键，而祛湿比散寒和清热都要难得多，也慢得多！不仅如此，稍不留意，湿气会卷土重来。

中医祛湿有"利湿"和"燥湿"之分

之所以湿气总与我们纠缠不清，除了因为湿气本身有黏腻的特点，还因为很多人的祛湿之"路"走错了。大家熟悉的饮用薏米红豆水祛湿，走的是小便这条路，但是对于湿气重的人，尤其是在小便偏少的夏天，这条路往往行不通，至少不是祛湿的一条捷径。这就不得不强调中医祛湿的"利湿"和"燥湿"之分：

"利湿"是用具有利尿作用的药物，将湿气从小便中清利出去。薏米、茵陈、冬瓜皮、红豆等都可以利湿，它们针对的是湿气在下焦的情况，有小便黄浊、气味很重，下肢胖肿的特征。因为湿气在下，利湿要就近，通过利尿祛湿就是捷径。

"燥湿"针对的是湿气在中上焦的情况，除了胃口差、恶心呕吐、舌苔腻、身体发黏、皮肤湿疹外，"湿胖"也属此种情况。《黄帝内经》说：

"诸湿肿满，皆属于脾"，"湿胖"其实就是一种浮肿胀满的状态，是脾虚湿气困阻中、上焦的结果。要去除这样的湿气，就要燥湿，而燥湿不能通过利尿，而是要走体表。

无论是利湿还是燥湿，都需要健脾这个重要的"中场盘带"

一个成年人的体表面积可以达到1.6平方米，这就意味着，每时每刻，这大约一个榻榻米面积大小的皮肤，都在向外排湿。一天之中，小便的次数不超过7次，到了湿热的夏天，人体出汗多，皮肤的"无感蒸发"也随之增加，即便不出汗，身体也在向外蒸发能量，排出代谢废物。因此，皮肤是人体水分、热量、代谢物的最大"通路"，而且随着出汗量增多，小便次数会减少，仅靠"利湿"这条途径，肯定是不足以祛湿的。

对于以上情况，《黄帝内经》中的一句话表述得十分形象，也提出了有效的方法："湿伤肉，风胜湿。"后世医家对此的注释是："脾主肉而恶湿，故湿胜则伤肉。风乃木气，故胜土湿。"意思是，湿气伤及脾，脾是主肌肉的，湿气重时，身体肌肉会困重、胖肿，甚至形成"湿胖"。在五行中，木克土，风对应木，所以风能胜湿，类似通过一阵风把全身的湿气"吹"干。

具体到用药，这个"风"指的是"风药"。"风药"之名源于金代医学家张元素的《医学启源》，其弟子李东垣进一步明确了"风药"的概念，并大力倡导"风药"之用。李东垣在创建"脾胃论"的过程中，对湿的处理肯定很娴熟。"风药"指的是"性温而燥，味辛而散，能化水湿痰饮，具醒脾助运之力，祛痰湿于流散之地，疏水饮郁阻之气，使津液畅达而解停滞之水，善于燥湿化痰、畅气胜湿"的一类药，借助吹"风"来祛湿。

所谓"诸风药皆是风能胜湿也",比如藿香、香薷、香橼、陈皮、生姜等,它们不仅入脾经可以健脾,还入肺经可以宣肺,而"肺开窍于皮毛",如此一来就可以祛湿,可以更精确地定位在体表这个宽大而高效的祛湿"通道"上。

还有一点是:中医始终强调"天人相应",就是借助自然规律,借助身体自身的规律来治病养生。所谓"春生夏长",这个"长"也包括身体能量代谢、毒素代谢的增长,在夏天尤其明显,皮肤这个全身最大的器官对代谢的贡献,在夏天也是最大的,借此燥湿自然才是最高效的。

然而,无论是利湿还是燥湿,都是祛湿这场"球赛"中最后的"临门一脚",它们都需要健脾这个重要的"中场盘带"。因此,无论是用红豆、薏米、冬瓜皮"利湿",还是用藿香、香薷、香橼、陈皮燥湿,都要配合白术、茯苓、白扁豆这些既能祛湿,更能健脾的药物。这样中场、前场配合,才能在"祛湿之战"中真正获胜。

谷气胜元气，其人肥而不寿；
元气胜谷气，其人瘦而寿

包括"湿胖"在内，现在人的疾病多是"生活方式病"，大多是一口一口吃出来的，这显然违背了祖先的养生理念。

要根据各自体质，选择不同的食物和食量

中国自先秦以来，就非常注意饮食与健康的关系。从某种意义上说，"养生观"就是"饮食观"，养生是通过饮食决定的。孔子的《论语》中，"食"字出现过41次，其中30次是当"吃"讲的，包括大家熟悉的"食不厌精，脍不厌细"的饮食要求。

晋代杨泉在《物理论》中说得更具体："谷气胜元气，其人肥而不寿；元气胜谷气，其人瘦而寿。养性之术，常使谷气少，则病不生矣。"明末清初时期的李渔则认为："欲藉饮食养生，则以不离乎性者近是。"意思是，饮食要根据每个人的"性"来安排，这个"性"意为性情、习惯，甚至是体质。

"生平爱食之物，即可养身，不必再查《本草》。春秋之时，并无《本草》，孔子性嗜姜，即不撤姜食，性嗜酱，即不得其酱不食，皆随性之所

好，非有考据而然。孔子于姜、酱二物，每食不离，未闻以多致疾。可见性好之物，多食不为崇也。"还有："凡食一物而凝滞胸膛不能克化者，即是病根，急宜消导。""故性恶之物即当少食，不食更宜。"

以上这些都提示，要根据各自体质选择不同的食物和食量。如果脾气虚，饮食就要减量，减量就是给脾气减负。如果和脾气不虚的人一样进食，吃饱甚至吃撑，就会"谷气胜元气"。这个"谷气"就是食物的意思，"元气"则包括脾气。如果脾气消化不了摄入的食物，热量过剩，蓄积下来就会变为脂肪。脂肪属于阴性，当阴性物质过多，运化就需要更多的阳气。脂肪越多，阳气越被耗虚，而阳气越虚，就越不能及时蒸化脂肪。

这样一来，就进入了"十个胖子九个虚，九个胖子是气虚（阳虚）"的恶性循环。这样的人，健脾最直接的办法就是少吃，脾气不为食物所累才能腾出来去运化脂肪。就像《医门棒喝》中形容的："如体丰色白，皮嫩肌松，脉大而软，食啖虽多，每生痰涎，此阴盛阳虚之质。"

可是，如果这个人元气很旺，一点都不气虚，他就应该多吃，甚至需要加餐。比如运动员，他们每天的运动就是在建筑阳气、鼓舞阳气。除非比赛需要限制体重，否则运动员是无须节食的，甚至还要在睡前加餐。加的这一餐要富含蛋白质，就是要让身体在睡眠过程中更好地将蛋白质合成肌肉。之所以敢如此进食，是因为运动员的元气足以胜谷气，加餐也不会使他们变得"湿胖"、臃肿，只会让肌肉变得丰满，人也更精壮。

健脾或伤脾，都依个人的体质而不同

李渔虽非中医，但深谙中国哲学，中医出自中国哲学，辨证施治、

第2章 "湿胖"可以被吃出来

因人而异是它们共同的精神。中医看病,非常重视身体的主观感觉,而不是只看客观指标。因为指标多是西医的,西医长于结构,但是人是活的,决定生命力的是功能和能量,身体可以最灵敏地感知功能和能量的变化。

因此,看中医时,医生会问你胃口好不好?怕冷还是怕热?疲劳感强不强?这些感觉都来自身体功能的强弱,能量产出的多少。脾胃功能强,胃口就好;肌肉功能强,人就不觉得累;能量产出高,人就不怕冷……这些才是中医的关注点。通过药物或者其他办法提升了功能,增加了能量,就算结构有点问题,也能被提升的功能代偿,人可以带病甚至带癌生存。

简单来讲,治病养生都要把自己当人,而不是当容器、当机器,勉为其难地每天吃够多少饭,喝够几杯水,对别人来说可能是必需的,但对你来说可能就是伤脾,就像张仲景所说:"其不晓病者,但闻病饮水自愈,小渴者乃强与饮之,因成其祸,不可复数也。"这也是"甲之蜜糖,乙之砒霜"的意思。

茯苓打粉吃比煮水喝多出一条难得功效

谈到祛湿，肯定离不开茯苓。茯苓就是在超市或药店都能买到的一种白白的块状药材，它也是安全的食材，中医称之为"四季圣药"，一年四季中任何一个季节吃茯苓，都不会有寒热的偏颇，它的性味非常平和，可以"药食两用"。

茯苓不仅健脾祛湿，还有助于减肥

很多人吃茯苓，是用它来煮汤或者泡茶，最终把茯苓扔掉，这种用法主要发挥的是它健脾祛湿的经典功效。其实，茯苓还有另一种作用，那就是减肥，但不是用来煮汤泡茶，而是要打成粉吃下去，因为茯苓是一种自身热量极低的食材，可以很好地帮你"骗骗肚子"。

茯苓是寄生在松树下的菌类，和所有菌类一样，它在生长过程中不进行光合作用，而是从腐朽的木头或者植物上获取养分。这一特点也使菌类与靠吃其他生命而存活的动物更像。

从食物链上看，菌类比起蔬菜，处于食物链的更高端，所含蛋白质的量和质，明显优于普通蔬菜。不仅如此，菌类中蛋白质的氨基酸比例，与人体内九种必需氨基酸的比例更为接近，蛋白质的利用度比蔬菜更好。

营养学家说"四条腿的不如两条腿的"（猪牛羊肉不如鸡鸭肉），"两条腿的不如一条腿的"（鸡鸭肉不如蘑菇），所以现在的健康营养饮食特别讲究"一荤一素一菇"。

茯苓控糖减肥的妙用

从中医功效上讲，茯苓归脾经，可以改善脾虚食少、便溏泄泻等病症；茯苓还归心经，具有宁心安神的作用，能够缓解惊悸失眠、心神不安，改善睡眠质量。因为"心与小肠相表里"，所以茯苓还有利水渗湿的作用，可以缓解水肿尿少、小便不利等症状。

除了上述中医功效，茯苓还有一个难得的优势：茯苓80%都是纤维素，因为人体没有消化纤维素的酶，所以吃进去茯苓所含的纤维素之后，与吃金针菇一样，会悉数随大便排出。这就意味着，茯苓在发挥了健脾、宁心、利水功效之后，不会增加热量的摄入，这恰恰是茯苓治疗糖尿病以及用于减肥的妙处所在。

我在中国中医科学院供职的时候，曾跟着著名老中医沈绍功教授出门诊，沈教授在治疗糖尿病人时常会用到茯苓，而且用量很大，为30克到50克。沈教授会嘱咐病人，把茯苓用纱布包好之后，与其他药物一起煎煮，喝完汤药后，再将浸满了药汁的茯苓捣碎，代替主食来吃。

这么做，一来能将药力全部吸收，二来因为富含纤维素的茯苓热量很低，体积膨胀得很大，比一般的主食更顶饱，这就使茯苓在降糖减肥中发挥了两个作用：一个是健脾祛湿，因为糖尿病人、肥胖者，多是脾虚湿重者；一个是作为低热量食物控制热量，因为糖尿病人、肥胖者，要控制每天食物的热量。

茯苓的纤维素多，韧性强，单纯冲泡后下咽，口感很不好，可以用打碎效果好的粉碎机,将茯苓打成粉,用打成的粉直接煮或冲泡,或者加在面粉里做各种主食。

如果你能每餐用 50 克茯苓代替主食,相当于只摄入了 10 克主食的热量,但饱腹程度远超日常主食,且养生"含金量"远比市面上的很多"全麦面包""全麦饼干"要高。因为如果真的是"全麦",除非添加很多油脂,否则会因为全麦的粗糙而难以入口、下咽,所以很多"全麦"只是概念,要么是只添加了一些麦麸,要么是含有大量油脂,这样的"伪全麦"的热量,可能高过日常的主食,更没有健脾功效。

"冬吃萝卜夏吃姜",吃姜不只为散寒

中国有老话,"冬吃萝卜夏吃姜""上床萝卜下床姜",萝卜和姜是中医养生中常用的。《伤寒论》作为中医内科的鼻祖,共有方剂 113 张,其中生姜出现了 39 方(次),干姜 24 方(次),两者配伍使用 5 方(次)。

干姜就是由生姜晾干而成的,常用它们,也是中医是"能量医学"的体现:萝卜可以顺气,疏导能量;姜可以散寒,补充能量。

"冬吃萝卜夏吃姜"的中医依据

冬天是收藏季,所谓"秋收冬藏";冬天还是寒冷的,所谓"寒主收引"。冬天时,我们的身体处于闭藏和收缩状态,这一点在肌肉和皮肤上表现得尤为明显。冬天运动时会觉得笨拙,不仅是因为穿得多,还是因为肌肉是收引的,屈伸不利。冬天也容易上火,不仅是因为房间温度高,门窗紧闭,还是因为毛孔是闭合的。

在中医眼中,人是一个整体,"肺开窍于皮毛"就是中医"整体观"的表现之一。皮肤和肺共同构成一个"能量环",当毛孔闭塞后,这个环路中的能量宣泄不利,呼吸道就成了唯一的出口,我们只能通过咳嗽来疏散这个闭环中多余的能量,冬天更容易感冒咳嗽的原因就在这里。

萝卜可以通腑气，肺又与大肠相表里，大肠腑气通畅，肺与大肠这个"能量环"中的能量就有了出口，我们就能躲过感冒咳嗽等问题。为什么夏天要多吃姜，很多人理解的是夏天吃的冷饮太多，用姜的温性有助于散寒。"下床"，也就是早上起来就吃姜，也是为了抵御白天可能遇到的寒凉邪气。

在饮食中增加"点阴成阳"的能力，是现在生活的必需

以上这些观点都是对的，但止于这些就是对姜的辜负。夏天吃姜还有一个重要目的就是祛湿，因为姜可以健脾，同时还是温性的，这两点正是祛湿必需。

再说之前提到的自制"银耳羹""秋梨膏"引发孩子咳嗽的例子，如果那两位妈妈在制作时加上生姜、陈皮，可能就不会出现后面的问题。因为姜的温性可以蒸化湿气，助力脾气。

中国传统饮食中用姜汁拌菠菜，吃螃蟹的时候要用姜，喝牛奶时有"姜撞奶"。因为菠菜是凉性的，螃蟹更加寒凉，牛奶虽然寒性不强，但是属于阴性的，是浓缩的精华，加姜也是另一种意义上的"点阴为阳"，这对现在的饮食很有提示意义。

我常对咨询的家长说，脾气虚的孩子，除了忌寒凉，还要忌浓缩。寒凉好理解，就是低温的、冰冻的食物。浓缩的则是食品工业的产物，最具代表性的就是奶酪。

奶酪是中国家长的新宠，因为 10 斤牛奶只能做出 1 斤奶酪，吃一口顶十口的"含金量"正好满足了家长抓紧一切机会给孩子增加营养的需求。可是，你有没有想过，吃进去这样的一口，就需要平时消化十口的脾气。奶酪比牛奶难消化，就是因为它是更高度浓缩的，消化成本也会

提高。

同样的还有冰激凌。过去的冷饮不过是"小豆冰棍""红果冰棍",其中没有什么难以消化的浓缩物,只是寒凉。然而,现在的冰激凌都是浓缩的牛奶和糖再加上寒凉,高浓缩蕴含的高热量再加上高浓缩导致的脾气虚,如此相叠加,肯定会加速生湿。首先就表现出舌苔很腻,胃口不好,长此以往,就会为"湿胖"的发生奠定基础。

从这个意义上说,在饮食中增加"点阴成阳"的能力,是现在生活的必需。姜、陈皮等温性的、动感的"风药",从微观角度讲,可以散寒、温中、祛湿;从宏观角度讲,它们可以帮助我们吸收阴寒重的食物,将寒凉之阴转化为身体所需的能量。

佟彤健脾小妙招

什么样的人尤其适合食用姜和陈皮呢?最准确的指标就是大便不成形甚至每天多次,这是湿困脾的表现。

可以在泡茶时加点陈皮,5~10 克,不一定非得是"新会陈皮",药店里可以入药的陈皮都可以。做菜时,或打水果汁特别是梨汁、柚子汁时加点生姜,10 克左右,感到有姜味即可,大便成形后陈皮和姜都可以减量。如果已经大便干燥,则暂时不适合用陈皮和生姜,它们会加重便秘。

第 3 章

"湿胖"是可以"老"出来的

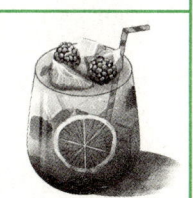

一老就胖，不能全让代谢率"背锅"

随着增龄，每个人都会不同程度地发胖。对此，有些医生的解释是：年纪大了，代谢率降低。这个解释让发胖者有些绝望，貌似所有人都会一老就胖，而事实并非如此。

"湿胖"的发生，
真正原因其实是成年人的活动减少了

新的研究发现，人体的代谢率，从20岁到60岁一直很稳定，并不存在25岁或30岁后明显降低的问题。

具体一点讲：1岁左右的孩子，发育迅速，代谢率也达到顶峰，单位体重代谢率比成年人高50%。1岁到20岁是缓慢回归期，单位体重代谢率开始减缓，但减缓的速度只有2.8%。到了60岁以后，代谢率才进入真正的下降期。

然而，"湿胖"的发生，一般不会等到60岁，往往在30岁左右已经开始，真正的原因其实是成年人的活动减少了。《中国人群身体活动指南（2021）》对各年龄段的活动量给出了参考，估计很多人做不到。

6岁以下幼儿每天运动三小时；6~17岁儿童青少年每天进行至少1小时中等强度到高强度的身体活动，每次静态行为持续不超过1小时；18~64岁成年人，每周进行150~300分钟的中等强度有氧活动，或75~100分钟的高强度有氧活动。此外，每周至少2天进行肌肉力量强化训练。

18~64岁这个年龄段，是"湿胖"的高发期，而这个年龄段要求的运动量，很多人是很难达到的。尤其是"湿胖"者，因为湿邪的特点是黏腻、重浊，所以湿气缠身的人会觉得身体很重，更容易感到疲累，因为累而更懒得动。

如果运动不足，一方面热量消耗不足会导致和加重肥胖，另一方面，不动会加快肌肉的减少和萎废。肌肉中的线粒体是人体的最大脂肪"燃烧场"，如果肌肉减少，"燃烧场"就会变小，脂肪会因此囤积更多。

也就是说，即便增龄本身不直接影响代谢率，但是增龄导致的肌肉体量和张力不足，同样会加速代谢率的下降，一老就胖其实是这样发生的。

疲劳和"湿胖"
与脾虚和肌肉量减少有密切关系

人是"动"物，动是维持我们健康之必需。运动时不仅需要骨骼肌的有力舒张，更需要心脏肌肉的有力泵血，只要是肌肉，就是中医所说的脾所主的。

有些脾气虚的人之所以到了下午脑子就发蒙，就是因为脾所主的心肌无力把气血推送到大脑，大脑供血不好人才会发蒙、变得迟钝。这类人，稍微快跑几步就会气喘吁吁，一个原因是缺乏运动，肺活量太小，另一个原因就是心肌力量不足，应对不了身体突然加大的需氧量。

四十岁左右，肌肉量就开始减少，疲劳和"湿胖"也多是从这个年龄开始的。《黄帝内经》说女子"五七，阳明脉衰"。五七就是三十五岁，阳明脉是足阳明胃经，胃负责消化吸收水谷而化生气血，胃经的气血不足会累及脾气，因为与足阳明胃经关系最密切的就是足太阴脾经，脾与胃互为表里。

肌肉是由蛋白质构成的，饮食中蛋白质的量直接影响肌肉的质和量。人随着增龄，脾胃变虚，蛋白质合成的能力也会降低。营养学上要求一个成年人每天摄入 60~70 克蛋白质，老年人还要增加，就是因为老年人就算食物中吃够了蛋白质，身体也不能将其全部吸收，不能高效地合成肌肉，因此只能适度增加蛋白质的摄入。

如何饮食才能保证肌肉合成所需的蛋白质充足？

怎么吃能保证肌肉合成所需的蛋白质足够呢？也就是如何保证每天能吃够 60~70 克蛋白质？

早餐：20 克蛋白质，可选择鸡蛋（1~2 个）、牛奶（250 毫升）、豆腐（100 克）。

午餐：30 克蛋白质，可选择瘦肉（如鸡肉、鱼肉等 150 克）、豆制品（如豆腐、豆皮等 100 克）等食物。

晚餐：20 克蛋白质，可选择瘦肉（如鸡肉、鱼肉等 100 克）、豆制品（如豆腐、豆皮等 100 克）等食物。

零食：10 克蛋白质，可选择坚果（如杏仁、核桃等 25 克）或酸奶（200 克）等食物。

从补充蛋白质的角度来说，有两种食物特别值得推荐，一种是金枪鱼，一种是黑豆。

金枪鱼的蛋白质含量在所有食物中排行第二，排在第一的是鸡胸肉。100 克金枪鱼含 20 克左右蛋白质，而且其中的不饱和脂肪酸也居各种食物之首，既可以抑制胆固醇增加和防止动脉硬化，对预防和治疗心脑血管疾病也有着特殊的作用。

  金枪鱼多是罐头的，可以每周吃一两次。黑豆和黄豆都属于大豆，黑豆是所有粮食中最高级的，中医称之为"肾之谷"，是入肾经的。中医的"肾"是身体的根子，因此黑豆对身体的补益作用超过其他粮食。

为什么"可以一日无肉，不可一日无豆"？

营养学上有句谚语："可以一日无肉，不可一日无豆。"这个豆指的是黄豆和黑豆，而绿豆、红豆、芸豆等不在此列，它们属于杂粮，主要含的是淀粉和纤维素，蛋白质的含量不是主要的。

为何在营养上豆类比肉类更重要？

在营养上豆类比肉类更重要，特别是现在，不仅是因为豆类所含的优质蛋白与鱼肉蛋奶不相上下，更重要的原因还有：

第一，可以拮抗胆固醇。

豆类和所有植物性食物一样，含有"植物固醇"，而且含量比植物的枝叶要高。"植物固醇"长得与动物胆固醇相似，被吃进去之后，很容易被人体误认为是动物胆固醇，这样就可以抢占动物胆固醇被人体吸收的位置和机会。

当动物胆固醇进入时，已经没有可以结合的受体，只能被排出体外，多吃植物性食物能降低胆固醇，原因就在这里，这也是中国流传下来的经典菜都是荤素搭配的原因，比如"百叶结烧肉""鱼头炖豆腐""胡萝卜牛腩"等。

第二，蛋白质含量很高但热量很低。

豆类不仅可以降脂，提供优质蛋白，而且本身的热量很低，同样是200克，豆浆的热量是28千卡，而牛奶的热量则是108千卡，因此豆浆更能帮助我们在保证营养的同时，实现减肥降脂的目的。

第三，"五谷"中，豆类最"高级"。

在植物性食物中，蘑菇和豆类算是特例，它们比一般的植物性食物要"高级"。蘑菇不是长在土壤里，而是长在朽木之类的植物之上，靠吸收植物的营养生存。豆类植根于土壤中，根部有一些小小的颗粒，这是土壤中的根瘤菌和豆类共同形成的"根瘤"。

这些"根瘤"犹如一个个"氮肥厂"，能够将空气和土壤中的氮元素牢牢抓住，豆类便通过这种特殊的结构极大限度地吸收氮，合成了其他五谷不可比拟的优质蛋白。在这一点上，豆类与蘑菇类似：它们都吃到了土壤中最有价值的、被其他生命遴选过的营养，也就比麦子、稻子、小米等五谷，在食物链上位置更高。

豆类的营养和养生功力不可小觑

蘑菇、豆类的这种特点，与中医的一些补肾药类似，比如桑寄生、菟丝子、肉苁蓉等，它们都是寄生的，靠吸收被寄生植物的营养而生存，能量比被寄生者要更高度集中，这也是它们归肾经的原因。因为它们能补到肾这个身体的根基，在动物蛋白不足的过去，中国人就是靠豆类获得必需的营养，豆类被称为"地里长的肉"。

宋代的陈直写过一本《养老奉亲书》，看书名就知道，这是一本与养生相关的著作。其中有个"大豆方"，就是用大豆2升，白术2两，鲤鱼1斤，"上以水和煮，令豆烂熟"，治疗的是"水气胀满，手足俱肿，心烦，闷，无力者"，具体的食用方法是"食鱼、豆，饮其汁"。

这个方子治疗的"水气胀满",是肝肾疾病或者其他消耗性疾病后期,因为蛋白质缺乏而引起的身肿、腹水。其中,白术健脾、燥湿、利水;大豆,最好用黑豆,既补充优质蛋白质,又入肾经,助力白术健脾之功。这个方子在当下也常用于肝硬化、肾衰竭病人食疗。能在这种危重病治疗中独当一面,可见黑豆的营养和功力。

> **佟彤 祛湿小妙方**
>
> 如果是典型的"湿胖",那么不仅体重高,舌头也会有齿痘。因为含水量高而舌面是水滑的,身体也是胖胖的,尤其到下午,腿脚会发沉,此时不妨用这个"大豆方"作为日常食疗。做法很简单,就是做鲤鱼汤、鲫鱼汤时加黑豆 20~30 克,白术 15~20 克。
>
> 黑豆和白术可以提前泡上一两个小时,然后加入汤中,像平时炖鱼汤一样炖煮到鱼肉熟烂,就可以吃肉喝汤。每周喝上一两次,用它替代其他日常的例汤,对改善"湿胖"一定会有助力。

第3章 "湿胖"是可以"老"出来的

能祛"湿胖"的古方，还能治腰痛

一谈到脂肪，大家首先想到胖，但现在的研究发现：脂肪分"白色脂肪"和"褐色脂肪"，"白色脂肪"储藏热量，造成肥肉囤积，而"褐色脂肪"能产生热量，加速消耗"白色脂肪"，所以"褐色脂肪"可以让人变瘦！

褐色脂肪虽好，
但会逐渐减少乃至消失

《新英格兰医学杂志》刊登过报告指出：如果人体内有约85克"褐色脂肪"，每天就能燃烧掉400至500卡[①]热量，这相当于400克米饭的热量了。

"褐色脂肪"虽然好，但只有哺乳动物的幼崽、小婴孩身上是最多的。因为幼年是生机旺盛的时候，也是肾气、肾阳最给力的时候，一旦肾阳虚，长势慢了，"褐色脂肪"马上"退场"。

《黄帝内经》中说："五谷之津液，和合而为膏者，内渗入于骨空，补益脑髓。"这个"膏"就包括了脂肪，它和脑髓都是由中医的肾所生，而

---

① 卡，卡路里的简称，热量的非法定计量单位，1 卡 =4.1868 焦。

· 067

肾阳是"先天之本",随着人长大、变老,肾气渐弱,"褐色脂肪"也逐渐减少乃至消失,这就是人一老就胖的原因之一。

"湿胖"是肾阳虚的标志和结果

幸好,还有一种可以增加褐色脂肪的情况,这就是寒冷。

荷兰马斯特里赫特大学的研究发现:24名研究对象在16摄氏度的低温房间内待上2小时,其中有23人的褐色脂肪活动频率加快。此外,北欧研究人员还发现:低温可以使体内"褐色脂肪"的新陈代谢速率增快15倍。

人体抗击寒凉需要热量,而且这个热量必须源源不断。中医所说的"肾阳"就是热量的根源,适度的寒凉刺激可以让身体不断提振抗寒能力,也就等于不断激活肾阳。这一点在常年冬泳的人身上体现得淋漓尽致。

常年冬泳的人不仅体力和火力都很旺盛,而且状态一定比同龄人年轻。这是因为寒凉和运动帮他们增加了"褐色脂肪",激活了肾阳,由此便保持甚至恢复了年轻的状态。常年冬泳的人绝对不会"湿胖",只会日益精壮,这再次证实了肾虚和肥胖的关系:肾虚就是衰老,"湿胖"是可以被"老"出来的,"湿胖"是肾阳虚的标志和结果。

中医方剂"真武汤"不仅可以蒸化水湿,还可以给脊柱减负

中医经典中少有专门减肥的方剂,因为按照中国传统生活方式,"湿胖"不容易发生。然而,中医治疗阳虚蒸化无力的方子,现在仍旧会被用

来减"湿胖",这就是《伤寒论》中的"真武汤"。原文记载是:"少阴病,二三日不已,至四五日,腹痛,小便不利,四肢沉重疼痛,自下利者,此为有水气。其人或咳,或小便利,或下利,或呕者,真武汤主之。"

虽然病状诸多,但根源都是阳虚,其中"少阴病"指的是伤寒入里伤及足少阴肾经,由此导致肾阳虚。肾阳不能蒸化水液,导致小便很多或因无力蒸化而小便排不出去;肾阳不能蒸化水液,水停在皮腠之间,身体因为水湿停滞而"四肢沉重疼痛",这就是"湿胖";肾阳不能蒸化水液,大便就成了排水通路,就会大便不成形甚至泻肚,下利就是泻肚的意思。

"真武汤"的方子很简单:茯苓、芍药、生姜、附子、白术,其中附子温肾阳,白术、茯苓健脾利水,生姜健脾温中,整个方子是热性的。"真武汤"蒸化水液的作用,与"褐色脂肪"的燃脂作用很像,尤其适合"白胖子",皮肤、分泌物都是色淡稀薄的人,因为《黄帝内经》说:"诸病水液,澄澈清冷,皆属于寒。"

"水液"包括了尿液、汗液、鼻涕、痰液、白带、泪液、唾液、乳汁、疮疡脓汁、大便等。"澄澈清冷"指的是这些分泌物的性状多是透明、清稀、寒冷的,因为身体火力不足,对水液失去了浓缩的能力,根源都是肾虚,是早衰。

"真武汤"用了大热的附子,是为了增加火力,帮助"湿胖"者把身体里多余的水"烧"干,而这种"湿胖"人,很容易有"腰椎间盘突出"问题,因为体重大,肌肉少,脊柱没有肌肉的分担,又要支撑含水量过多的大体重,椎间盘便很容易被压突出了。对于这种腰痛,中医也会用"真武汤",通过蒸化水湿,给脊柱减负。

遗憾的是,"真武汤"没有对应的中成药,只能根据其方意选择比较接近的,其中一个是"五苓胶囊",是"五苓散"的成药形式:泽泻、茯苓、猪苓、肉桂、麸炒白术。因为缺少附子,强心的作用不足,更适合用于脾肾阳虚不能蒸化水,身材臃肿,喝了就尿的"湿胖"。

中医方剂"济生肾气丸"
也可用于肾阳虚导致的水液代谢不利

中医中还有一个"济生肾气丸",由车前子、茯苓、附子、牡丹皮、牛膝、肉桂、山药、山茱萸、熟地黄、泽泻组成,是在"六味地黄丸"的基础上,加了温阳的肉桂、附子和能利尿的车前子、牛膝,可以帮助身体蒸化掉多余的水。

"济生肾气丸"现在多用于前列腺增生这种肾阳虚导致的水液代谢不利,去"湿胖"借助的也是这个原理。特别是白胖白胖的人,这类人肾阳虚的可能性更大,只不过"济生肾气丸"中因为没有芍药,不能缓急止痛,需要在去掉水湿之后才能缓解腰痛。

第3章 "湿胖"是可以"老"出来的

为什么现在的人衰老提前？

说到胖，就离不开虚。"虚"这个概念是中医独有的，西医中没有"虚"的概念，只有疾病状态和健康状态。要么是"有病"，要么是"没病"，非白即黑，没有"虚"这类中间状态。

因为西医更侧重治病：瘤子切除了，骨头接上了，白细胞正常了，就意味着病治好了，甚至是没病了。至于这之后患者的身体不适、体质虚，时常让西医爱莫能助，而一些没有明确疾病，总觉得疲劳，却查不出病因的人，更让西医为难。因为他们没病，所以自然也就没有对应的药物。

中医的"虚"是功能和能量的降低、不足，是"亚健康"的一种

然而，没病并不意味着身体就好，在没病和健康之间，至少间隔着一个人们熟悉的"亚健康"状态。中医的"虚"就是"亚健康"的一种，人类就是靠"虚"这种状态，延长着寿命的。因此，"虚"不是病，而是人类这种高级动物特有的阶段，是一种生命智慧。

纪录片中常有这样的镜头：一些鱼巡游到一个海湾，经历产卵，然后死去；猫、狗、兔子之类的哺乳动物，在死亡前不久，可能刚刚再次

生崽；至于植物，比如竹子会在开花之后死去……动物产卵、生崽，植物开花，相当于人类生育，由此看来，低等动物、植物一直到死亡前还可以生育，它们的死亡时间与生殖年龄之间的距离很短，几乎在生育完成后，生命就戛然而止。在这么短的时间间隔中，没给它们留出"虚"的机会。

人类就不同了。人类的生殖功能一般在50岁左右基本丧失，但这之后，人类还可以再活上三四十年。生殖功能丧失的时间，与寿命的终点之间，有几十年的距离。那么，这几十年靠什么活下来？就是通过"虚"的方式。"虚"就是功能和能量的降低、不足，人类就是通过"虚"这种"细水长流"的节能方式，延续着生命。

为何肾虚会提前？

虽然虚会让人们觉得不舒服，甚至有的人会因此苦不堪言，但是它保证了体虚的人能"赖活着"。不仅如此，随着进化历程的推进和科学技术的发展，虚的阶段还会继续延长，起点还会提前，尤其是肾虚。

我曾引用过一项研究结果：30多年前，美国科学家对全球2万具现代人头骨进行了调查，结果发现：东亚人的颅腔容积平均为1415立方厘米，而欧洲人的为1362立方厘米，非洲人的为1268立方厘米。在几年前的一个核磁共振成像的研究中，科学家们也发现：东亚人的颅顶更高，这让他们的头部能容纳体积更大的大脑。

中国人就是东亚人，以上研究的结果提示：中国人的脑容量要超过欧美人和非洲人。虽然目前不能完全证实脑容量与智力之间的关系，但是脑能耗对身体的影响是早就确定了的：虽然大脑只占全身体重的2%，但是它的能耗占全身能耗的25%。

作为人类的近亲，猩猩已经很聪明了，但是它的脑能耗只占全身的

8%，而人类平日里波澜不惊的思考过程，就已经耗掉了全身能量的四分之一。更何况现在的我们，经常是绞尽脑汁，想破了头地"内卷"呢？

人是一个能量体，由生向死的衰老过程，就是能量逐渐减少，衰弱的过程。在这个过程中，大脑要与身体分享守恒的能量：脑容量多，显然是便于思考的，但是能量消耗也大，这就要剥夺本该属于身体的那份能量。

可能就是这个原因，脑容量偏高的中国人，肌肉没有欧美人发达，因为中国人更容易脾虚，而脾主肌肉。与此同时，肾生髓，脑为髓海，大脑运行对身体造成的慢性耗损，更容易导致肾虚。

所谓"愁一愁，白了少年头"，发愁就是用脑，用脑过度的人之所以头发早白，就是因为肾"其华在发"。如果脑这个"髓海"被耗空，不仅头发要失去光华，人也会发胖，这是肾阳这个蒸化脂肪的火力源泉不足的缘故。

坚持长跑的人，为什么反而显老？

你可能会问，用脑消耗的是脑髓，脑髓是阴，应该是阴虚呀？为什么会导致阳气虚，火力弱？

为何会出现"阴损及阳"，
由血虚导致阳虚呢？

这正是中医阴阳的关系：阴阳是可以互相转化的，阴损是可以及阳的。据此讲一种产妇分娩后可能发生的疾病：席汉综合征。

有个咨询者，为女性，整个人呈现明显的早衰状态。不到40岁的年纪，状态就似老人一样，怕冷又萎靡，属于典型的肾阳虚、没火力，由此影响到整个人的性情，性欲也很低。细问才知道，这些的起因就是她在生孩子时大出血，出血使她的脑垂体缺血，导致垂体功能减退，由此引起了一系列病状，西医称之为"席汉综合征"。

产后出血或者失血性休克的人，有25%左右都会罹患这一综合征，它的表现就是长期衰弱乏力、精神淡漠、反应迟钝、畏寒无汗、体温偏低、面色苍白、贫血甚至闭经，这些都是中医肾阳虚的表现。

我们身体的血液、肌肉、脂肪等有形组织都属于中医的阴，它们是身体能量产出的物质基础，失血过多就会伤到蜡烛这个"阴"。当蜡烛变细之后，火苗这个"阳"就不旺了，由此就是"阴损及阳"，由血虚导致阳虚。只不过"席汉综合征"是阴损及阳的极端，生活中还有的就是过度运动，比如天天长跑。

为何运动过量会损害健康，让人显老？

毋庸置疑，长跑有利于健康。特别是在贾玲的《热辣滚烫》热映之后，很多人开始健身长跑，但是有人发现，那些常年坚持长跑的人，却比不长跑的人显老。既然运动有益健康，为什么还显老了？

一种原因可能是长跑时没有很好地防晒，日光对皮肤的损伤导致面容的衰老。就像农民总比城里人显老一样，是日晒过度的结果。

更重要的原因是，这些人的运动过量了。很多人每天跑10公里甚至更远，而且天天如此，他们之所以显老，很可能就是"阴损及阳"的结果。

人活着就是利用氧气，生命就是不断地被氧气氧化的过程。在这个过程中，我们体内会产生一些不稳定物质，它们喜欢去攻击别人。由于这种个性，科学上将其称为"自由基"。"自由基"会使细胞发生畸变，由此促发衰老，导致癌症，所以现在人们想方设法地抗氧化，消灭"自由基"。

运动时需氧量增加，氧化加剧，身体里的"自由基"也成比例增加。研究发现，运动到精疲力竭时，肝脏和肌肉中的"自由基"的产生会增加2~3倍，而且在"自由基"增加的同时，运动还会消耗机体的抗氧化物质，削弱机体清除"自由基"的能力，这两方面结合到一起，运动就会损害健康了。

其实，我们用中医阴阳的关系更便于理解：运动就是挑亮火苗，这是应该的，火苗太小，人就没火力。但是，过度运动就是过度挑亮火苗。火苗是阳，蜡烛是阴，火苗太旺，蜡烛就会加速燃烧，"自由基"产生就多，这就是我们最忌讳的氧化过度，人就会因此提前呈现阳气虚、火力弱的衰老状态，这就是"阴损及阳"了。

运动肯定是对的，因为人是动物，必须要"动"，但切忌过度，包括现在的贾玲，已经减掉了一百斤，已经没有过多的"阴"能够点化了。如果继续过量运动，就要伤阴，严重的就要及阳，显老就难以避免了。

> **佟彤养生小妙招**
>
> 一般认为，每周做 3~4 次，每次 20~40 分钟的有氧运动最合适，运动时的最大心率可达到 130~170 次/分，运动时的心率不要超过个人耐受最大心率的 80%。可以用 220 减去年龄，就是你运动时可以承受的最大心率。

肾阳、元阳、真火都是什么意思？

肾阳、元阳、真火都是中医概念，前两个更常用，虽然这三个词看起来不同，意思却是相同的。

民间说"傻小子睡凉炕，全凭火力壮"，意思是年轻人火力充足，身体壮实，可以抗得住寒凉，这个"火力"就是肾阳、元阳。"元"的意思是起始、最初，"元旦"就是一年的起始，元阳就是全身火力的源泉、起始点，它们来自中医的肾，所以也叫肾阳。

人体更需要肾阳、元阳的温暖、蒸化，才能将营养为身体所用

我多次强调：中医的五脏不能和西医的五脏画等号，中医的肾也不是长在腰上的肾脏。如果把人体比作一棵大树，中医的肾就是树根；如果把人体比作一座大楼，中医的肾就是地基。因此，中医把肾称为"先天之本"，就是树木、大楼出土之前的"根本"，肾阳则相当于身体的能量的根本、源泉。

《黄帝内经》中说："阳气者若天与日，失其所则折寿而不彰。故天运当以日光明，是故阳因而上，卫外者也。"明代张景岳说："天之大宝，只此一丸红日；人之大宝，只此一息真阳。"这些经典给出了最好的比喻：

人体的元阳、肾阳相当于自然界中的太阳,有了太阳的温暖,生物才能生长发育,如果只施肥浇水,没有光照,生物就无法生存,我们的身体也一样。

人体不仅需要精、血、津、液等各种阴性物质的滋养,更需要肾阳、元阳的温暖、蒸化,才能将营养为身体所用,这就是所谓的"点阴为阳"。现在人的"湿胖"、癌症、结节、增生乃至抑郁高发,都是因为阴过盛而阳气不足,阳气无力点化阴而产生,这一点,我们后面还会讲。

肾阳、元阳还有保卫外部体表,固密肌腠而抵御外邪的功能

肾阳、元阳除了是身体的"元能量"、能量源,《黄帝内经》中还说道:"阳者,卫外而为固也。""故阳气者,一日而主外,平旦阳气生,日中而阳气隆,日西而阳气已虚,气门乃闭。"阳气还有保卫外部体表,固密肌腠而抵御外邪的功能,所谓"正气存内,邪不可干"中正气的根本,就是元阳、肾阳。

这也很好理解:人去世了,要尽快火化,或者马上冰冻处理,否则遗体就会被细菌侵蚀而腐败。但一个人,就算生活在很脏的环境中,周围都是细菌,身体也不会腐败。因为你活着,有元阳、肾阳固护正气,抗击邪气。一旦人老了,火力不足,开始怕冷了,也就容易被病毒细菌找上门。因为元阳、肾阳不足以卫外,身体的防御功能不行了。

肾阳、元阳还能养神、柔筋

关于肾阳、元阳的作用,《黄帝内经》中还说道:"阳气者,精则养

神，柔则养筋。"意思是元阳、肾阳还能养神、柔筋，这又是为什么？

因为阴和阳是一对矛盾，更是一对相辅相成的伙伴，阳生才能阴长，如果阳不足，阴就是死的，就是身体的负担，不会造福身体。只有阳气足，阴血才能被盘活，才能给脏腑组织加持、赋能，将没有生命的或者原本不是自己的外来营养，转化为自身的、有生命的，这在精神上也一样。

身体活动需要能量，心理活动也需要能量。如果肾阳、元阳这个根子壮实，心阳就旺，心神就被盘活了，人就有了正常的意识、思维。如果元阳不足，心神缺乏能量的温暖，阴气太重，意识思维就会异常，临终前的神志不清，就是神不得温养的结果，因为此时，人的阳气已经很弱了。而患抑郁症的人，身体虽然活着，还有热气，但精神的能量已经耗竭，阳气不能温养心神，心神是凉的，所以很多抑郁症严重的，就是个"活死人"。

《黄帝内经》中形容阳气时说："失其所则折寿而不彰"，这个"所"指阳气的处所，阳气正常寄居的地方。如果阳气不能在其位，谋其政，就要威胁到人身的寿命和健康了，具体的表现就是怕冷，寒气重。身体怕冷可以理解，上了年纪的人、身体弱的人都比别人怕冷，因为他们肾阳虚了。其实心理也会怕冷，这就是常说的抑郁，患抑郁症的人的典型表现是万念俱灰，"灰"就是火力没了，热度没了，之所以现在的人抑郁症高发，和现在的人"湿胖"高发是同一个道理，都是因为元阳不足、肾阳不足了。

中医治疗气血虚、治疗抑郁症的方向

之前，李玟因为"抑郁症"去世，我一直在想，如果当时她身边有个靠谱的中医，哪怕让她吃点能补气养血的药物，她都不至于走到那一步，甚至可以满血复活。

现在我们常说"满血复活",这个词对生命形容得很准确,一个人能活着,首先要"满血",不能血虚,也就是蜡烛要足够。与此同时,这个血还得是热血、活血,这就需要气的舞动、推动,也就是火苗不能弱,得能将血"盘活",将阴这个身体的储备"变现"。所谓"气为血之帅,血为气之母",这样补气养血,补阳养阴同时进行,身心就能重新振奋,这也是中医治疗气血虚,治疗抑郁症的方向。

前面一章中我说到用补气的黄芪和西洋参配合,为的是让黄芪的热性与西洋参的凉性互相牵制,可以补气而不上火。而黄芪、西洋参补气,可以点化体内的脂肪这类既有的"阴",同时,为了让"阳"这个人体火苗燃烧得久,补气更有底气,还可以带上补阴之品,用黄芪、西洋参配上黄精、枸杞这些平和的补阴之物,可以在避免寒热偏差的同时,实现阴阳双补。这是个可以日常服用的药茶方子,因为黄芪、西洋参、黄精、枸杞都是"药食同源之品",如果你平时面色萎黄,有气无力,心情也总是沮丧低沉的,可以用它帮你"满血复活"。

质能公式 $E=mc^2$ 提示了阴和阳的关系

阴阳是中医学中最常用的概念，阴与阳的关系，是中国哲学看世界的方法论。《黄帝内经》中说："阳化气，阴成形。"明代医家张景岳说："阳动而散，故化气；阴静而凝，故成形。"通俗地讲，就是阳是动的，阴是静的；阳是温暖的，阴是寒冷的；阳是无形的，阴是有形的。

治疗养生也要依仗阴阳的互相转化

阴阳看似对立，其实是可以互相转化的，前面讲的"阴损及阳"就是阴阳的病理转化，而针对治疗养生，也要依仗阴阳的互相转化，这就是"阴中求阳""阳中求阴"。张景岳的《新方八略引》中说："善补阳者，必于阴中求阳，则阳得阴助而生化无穷；善补阴者，必于阳中求阴，则阴得阳升而泉源不竭。"借助的就是阴阳互相转化的规律。

比如"八味肾气丸"，由熟地黄、牡丹皮、山茱萸、泽泻、山药、茯苓、附子、肉桂组成，前六味就是"六味地黄丸"，是补阴经典，在补阴的基础上用附子，肉桂补阳。补阴相当于加灯油，增蜡烛；补阳则相当于拨亮灯捻，挑亮火苗。虽然"八味肾气丸"的目的是补阳，但是要从补阴进入，加满灯油之后灯才会越来越亮，这就是"阴中求阳"。

"阳中求阴"的方子代表是"左归丸",由熟地黄、山茱萸、山药、枸杞子、川牛膝等组成,方子的目的是补阴,但是加了菟丝子和鹿角胶两味补阳的,为的是活化补进来的阴。

中医阴阳转化的科学依据

阴和阳的这种关系,就是中医对身体能量变化规律的总结,在中医眼中,人是"能量体",生命就是阴阳转化、能量转化的过程,这个过程包括"化气"和"成形"。气是无形的,属阳;精血津液为有形的,属阴。阴精和阳气,有形和无形的转化就是所谓"阳化气,阴成形",这一点,与爱因斯坦相对论中的"质能关系式"不谋而合。

这个公式是:$E=mc^2$,其中 E 代表能量,m 代表物体质量,c 代表物质的最高运动速度(光速)。

这个公式表明:物体质量乘以速度平方的积,就是物体或体系的能量。也就是说:能量除以速度平方的商,就是物体质量。c 是光速,是不变的常数,E、m 都是可变的,这就意味着:物体的质量增加或者减少时,其对应的能量也会相应地增加或减少,物体质量和能量是可以互相转化的。这种关系适用于所有物质,包括原子、分子、电子以及更微观的粒子,可以说是中医阴阳转化的科学依据:阳气就是能量,阴血就是物质。

我们再用更通俗的生活细节加以解释:冬天房间里的热气是无形的,以能量的形式存在。窗外很冷,热气贴近窗户时就会在窗户上凝结成漂亮的冰窗花,这就从无形的气变成了有形的冰,这就是"阴成形"。能量变成物质了,为什么会如此?因为窗边温度低,阳气不足了。

锅内煮水,水开时锅盖上会有水珠形成,但是为什么锅的侧面没有水珠?因为侧面太热,阳气太旺,阴无法成形,这就是"阳化气"。

黄豆做成豆浆之后,想再做成豆腐,必须加盐卤或者石膏,因为这两种东西都是寒性的，寒使阴成形，所以豆浆是温性的，而豆腐则是凉性的。

> **佟彤退热小妙招**
>
> 介绍一个中医退热的偏方：白糖蒸豆腐。
>
> 把豆腐切片，每片之间加白糖，放在盘子里蒸半小时，连汤带豆腐一起吃掉，体温很快就降低了，人也觉得清凉很多。这其实借的是"麻杏石甘汤"之意，因为"麻杏石甘汤"中的石膏，就是点豆腐的石膏，它是凉性的，所以"白糖蒸豆腐"选"石膏豆腐"，效果更好。

中医讲求在补阳气的基础上辨病施治

前面讲了，"真武汤"不仅能减"湿胖"，还能治腰痛。这是因为"湿胖"和腰痛都是因为体内水湿停滞，导致有形之物太多了。"真武汤"中的附子是"纯阳之品"，可以使阴化气为阳，使有形之水蒸化为无形之气，当湿气去掉了，人就轻松了。

再比如肿瘤，从生物学角度来说，正常的细胞既要能增殖，又要能凋亡，这样才能维持正常的平衡。然而，肿瘤细胞一直在拼命地增殖直到失控，而凋亡有了障碍，由此细胞越积越多，直至形成肿瘤。

在中医看来，肿瘤是阴邪，肿瘤患者体质也多是阴寒的。他们特别怕冷，手摸上去总是冰冷的，因为他们阳气不足，对阴邪不能及时化解，肿块这种有形之物才得以形成。就像《黄帝内经》中所说："积之始生，得寒乃生。"

　　为什么很多肿瘤病人的化疗效果不好？从西医角度说是耐药了，从中医角度说，化疗会加重阳气的损伤，耐药就是肿瘤细胞趁身体阴寒加重而"积之始生"。因此，即便你找中医治肿瘤，如果这个方子里全是白花蛇舌草、半支莲、半边莲、七叶一枝花之类的，这就提示这个中医并没抓住中医精髓，因为这些药虽然有抑制肿瘤的效果，但只是治标，因为它们都是寒凉的，相当于中药里的"化疗药"，对扶助阳气无补甚至有损。如果是高水平中医，这样的药物也会用，但多不是主药，而是在方子最后，在补阳气的基础上用其辨病施治。

"湿胖"的人是可以被"蒸"瘦的

从性质上分,"湿胖"的本质是虚寒性的,其中的寒是中医治病养生的大敌。之所以《伤寒论》以"寒"而不是以风、热代表外邪,是因为在所有外邪中,寒气伤人最直接,而且最容易伤到关键,也就是阳气,所谓"寒凉直折阳气"。

中医治病养生要"忌寒凉"

人之所以是高等动物,一个关键点就是人类是恒温动物,只有恒温才能保证复杂机能的运行,中医治病养生中的"忌寒凉",就是给人体这个复杂有机体,提供一个最基础的生存保证。但据统计,现在,随着工业化的深入,人类的体温在下降。

德国医生统计了 25 000 人的体温后,在 1868 年提出 37 ℃是人的正常体温均值,但到了 20 世纪 80 年代初,美国科学家发现:人的正常体温下降为平均 36.8 ℃。2020 年 1 月,斯坦福大学医学院团队发布了一项研究成果:自 19 世纪以来,不到 200 年间,成年人的平均体温下降了 0.4 ℃,即从 37 ℃降到了 36.6 ℃。

体温的话题是在新型冠状病毒感染疫情时期被关注的,因为人们发现,蝙蝠很可能是新型冠状病毒的宿主。不只是新型冠状病毒,蝙蝠携带了近 170 种致病病毒，堪称"病毒之王"。为什么带毒的蝙蝠自己不会感染新型冠状病毒呢？因为蝙蝠的体温能保持在 40 ℃，这个体温保证了它超强的免疫力，由此"百毒不侵"。蝙蝠虽是哺乳类动物，但它和鸟类一样，体温都高于人类，因为它们要不断飞翔，飞翔时肌肉产生能量，体温得以定在高位。

人类体温之所以下降，首先是各种制冷技术的发展，其次是人类因机械的代劳而运动减少。从西医角度说，是肌肉产能不足，从中医角度说，就是阳气变弱了，不仅"湿胖"增多，免疫力也在下降。

同样被新型冠状病毒感染，肥胖者感染后死亡率高。国家卫生健康委当时多次警示：肥胖人群是新型冠状病毒感染的危重型高危人群！因为胖子多是阳虚的，而新型冠状病毒感染疫情中医辨证属"寒湿疫"，寒湿对阳气的损伤最大，肥胖者原本虚弱的阳气，更经不起"寒湿疫"的打击，很容易一病不起。

中医治病养生最强调的就是阳气

古往今来，中医治病养生最强调的就是阳气，补阳气最好的方法就是保温乃至加温。《黄帝内经》中说："刺大人者，以药熨之。""形苦志乐，病生于筋，治之以熨引。"《史记·扁鹊仓公列传》中记载战国时期的名医扁鹊"乃使弟子子阳厉针砥石，以取外三阳五会"，用砭石治疗虢太子的"尸厥"。

用火与热物烫熨人体治疗疾病的热疗，是中医最早的治法，和《黄帝内经》中强调的"无厌于日"是同一个目的：借热疗和阳光，直接给细胞补充能量，通过振奋阳气使疾病不药而愈。

个中科学原理，在 20 世纪 80 年代中后期被发现：远红外线中，频率 0.1~10 太赫的电磁波，可以穿透人体肌肤 3~5 厘米，直接作用于深层组织，给细胞补充能量，这种波被命名为"太赫兹波"。"太赫兹波"可以与人体细胞同频共振，直接激发体内水分子的运动，增加血液的含氧量和流动力，促进细胞的活性，改善人体的微循环，毕竟人体的70%都是水。

中医治病是"授人以渔"，是教会想吃鱼的人去钓鱼，就是通过挖掘、激发身体潜能的方式，让身体自己具备战胜疾病的能力，而不是代劳人体去抗病毒杀细菌。阳气就是身体抗御外邪的能力，中医治疗虚人感冒的专方"人参败毒散"，除了用羌活、桔梗、前胡散寒，更用人参补助阳气，帮助身体祛邪外出；中医治疗"湿胖"用的"参苓白术散"，就是"猴姑米稀"含有的药物成分，用茯苓、薏米、砂仁利湿燥湿，更靠人参温阳，以蒸化湿气，因为湿气是"阴邪"，"湿胖"是虚胖，非振奋阳气不能根治。

从最早的砭石热熨，到现在的"太赫兹波"热疗，作用点其实与人参是一样的，都作用于人体的阳气。只不过借助科技的发展，西医发现，细胞是人体阳气的"起始单元"，通过太赫兹波与人体细胞形成共振，补充细胞能量，相当于更加精准地从根基上激发阳气。

"湿胖"真的是可以被"蒸"瘦的

之前有个朋友约我去体验上海的"养森说热疗馆"，之所以受邀，是因为这个朋友之前很胖，而且是典型的"湿胖"，脸上虽然没皱纹，但一点也不显年轻，因为整个人总是胖胖肿肿的。半年不见后，我发现她明显地瘦了，脸型都变得紧致了，她说她坚持做了两个多星期的热疗才有此效果。

我去实地考察后发现，这个热疗馆用的就是"太赫兹波"。虽然她没吃健脾祛湿的药，但成功地去掉了"湿胖"。其实，原因很简单，太赫兹波使细胞功能提升了，细胞功能弱时堆积在体内的垃圾包括水湿，被及时代谢出去了。

　　她开玩笑说自己的"湿胖"是被"蒸"瘦的。其实，"太赫兹波"给人的感觉不是"蒸"，热疗时的实际温度只有 43 ℃，环境中充满负氧离子，所以更像躺在森林里拥抱太阳的感觉。但确实又暗含了"蒸"的道理，因为"蒸"就是通过加温，使水变成水汽，使有形变成无形，这恰恰也是阳气"点阴成阳"的作用。只不过"太赫兹波"的"蒸"是在你没有炎热感觉的情况下，通过提振身体的阳气"蒸"掉多余的水，毕竟"太赫兹波"是可以与人体细胞同频共振的，能达到同频，就可以"润物无声"、蒸化无声了。

肥胖与抑郁是一对"共患病"

美国华盛顿大学的研究人员在《综合医院精神病学》杂志上发表文章指出：未经治疗的抑郁症病人，其减肥的难度将大大增加。

另一研究则发现：体重超标的人，与和他们同龄的体重正常的人相比，罹患抑郁症的风险明显增高。大约43%的患有抑郁症的成年人，同时患有肥胖症，与精神健康的成年人相比，患有精神疾病的成年人更容易肥胖。

肥胖与抑郁经常同时出现

很显然，肥胖与抑郁经常同时出现，对此很多人归结为：人因为自卑而抑郁时，只能靠吃来解忧，由此导致了肥胖，肥胖又使人更自卑、更抑郁……好像肥胖和抑郁是互为因果的。

美国贝勒医学院的研究提示：肥胖与抑郁并非因果关系，而是共生关系，也就是平行关系，都是由某一特定大脑环路的功能失调所造成的。

这个研究团队给小鼠喂食高脂肪食物后发现：小鼠不但变胖了，还同时出现了焦虑和抑郁。对这些小鼠的进一步研究发现：大脑的一个新型神经环路，在肥胖和抑郁小鼠中都出现了不同程度的功能性紊乱，而导致这种紊乱的是一组特异性基因，也就是说，肥胖和抑郁是由同一个因素导致的并行结果，它们是一对"共患病"。

湿胖 2

肥胖和抑郁同属于肾阳虚，抑郁症也与此有关

之前以为的因胖而抑郁，因抑郁多吃而变胖，并非肥胖与抑郁同在的主要原因，中医辨证肥胖和抑郁，同属于肾阳虚。

肾阳是一身阳气的源泉，是全身火力的来源，人之所以胖，一种是绝对吃多了，身体用不了这么多热量；另一种是虽然吃得不多，但身体连这不多的热量也用不了，只能转化为脂肪。后者就是现在的人"湿胖"的缘起，也是"喝凉水都长肉"的原因，正因为阳气不足，便无力蒸化脂肪。

抑郁症也同样与阳气虚有关，抑郁症的典型表现是对一切失去兴趣，懒得做，懒得动，懒得想。有人总结了抑郁症患者的一天，描述得非常形象：

早上：四五点就醒了，心身状态极差，感觉生不如死；

上午：备受煎熬，萎靡不振；

午后：症状有所缓解，状态稍微变好；

黄昏：疲乏感减轻，对事情稍有兴趣；

晚上：阴霾散去，状态是一天中最好的；

睡前：焦虑不安，失眠。

很明显，抑郁症的病状是晨重暮轻的，早上严重，下午缓解。这与人体阳气的盛衰是同步的：早上人体的阳气初萌，虚弱的阳气不能化解阴霾，所以上午抑郁的症状重。阳气到中午处于极盛状态，身体有足够的火力了，心里的阴霾就可以被阳气驱散，于是症状见轻。这些表现都明示了抑郁与阳气的关系。

部分精神类药物久服会导致阳虚和变胖

中医讲，阳主动，阴主静。阳气代表阳光积极向上的正能量，身体阳气严重不足，正能量缺乏，就会不想动，整个人就会没有活力，变得很阴郁，特别是一些服用了精神类药物的人，还会变胖。

因为这些药物会影响到大脑的摄食中枢，导致食欲大增，因为吃药而吃胖。更麻烦的是，部分精神类药物可能会降低基础代谢率。虽然没有明显地影响食欲，但是由于能量消耗降低，脂肪会过多堆积，比如常用的艾司唑仑就会有这样的副作用。

从中医角度讲，这样的药物久服会伤阳气，阳气越虚，抑郁症越严重。因此，如果单纯靠吃抗抑郁药来治疗，只会越吃越多，由此进入吃药——发胖——抑郁——吃药的恶性循环。

中医没有治疗抑郁症的专方，很多后世医家治疗抑郁症，用的是《伤寒论》中的一个急救方"四逆汤"之意。"四逆汤"被称为中医"回阳救逆第一方"，治疗的是阳气衰微而阴寒极盛，人要进入休克状态时可用，症状包括"但欲寐"，"四肢厥冷"，因为缺乏阳气而没精神，总是疲惫想睡觉甚至意识不清，手脚失于阳气温暖而冰冷。

"四逆汤"就三味药：附子、干姜、甘草。和"真武汤"一样，都用到了附子，就是为了补肾阳，从最深层次提振阳气，身体因此可以回阳，有热乎气，情绪也多了正能量，抑郁好转，心中有了暖意。

无论是肥胖还是抑郁，目前都呈现高发趋势，而且这种趋势随着西方生活方式对我们的影响还会不断加大，因为大多数西方生活方式都会伤阳气。

肥胖者无性——这是自然在挑剔你

"鸡肥不下蛋",是老百姓的俗语,意思是如果母鸡太肥了,产蛋的能力就会下降。养猪场里,公猪从小就被阉割,通过扰乱其性激素的分泌达到增肥的目的。这些都提示了胖与生殖的关系,无论男女,肥胖都可以让人失去生殖能力,乃至趋向于无性。

为何肥胖会对男性性功能和女性的生殖能力有如此大的影响?

对男性来说,肥胖可以使脑垂体脂肪化,垂体功能下降甚至丧失,继而就会引起性激素的释放减少。与此同时,正常男性体内存在少量的雌激素,其中大部分是雄激素在脂肪中转化而成的。肥胖时,脂肪增加,雄激素有更多的"场所"转化为雌激素,升高的雌激素可以使睾酮的分泌减少。

国外一项针对肥胖男性睾酮的测定发现:达到理想体重的177%~199%的男性,平均血浆睾酮水平明显低于不肥胖的男性。若体重达到了理想体重的200%及200%以上,其血浆睾酮平均值更低。男性雄激素减少和雌激素增加,阳刚之气就会锐减,随之而来的便是性功能的低下。

女性也同样，肥胖会引起激素水平的紊乱，特别是雌激素和孕酮的不平衡，会直接影响卵巢排卵。其次，肥胖会增加胰岛素抵抗，这可能导致"多囊卵巢综合征"的发生，由此干扰卵巢功能，不仅会导致肥胖，还会有男性化的趋势，如毛发很重，甚至长有"小胡子"。此外，肥胖还会增加子宫内膜异位症、子宫肌瘤等疾病的发生概率，从而增加不孕的可能性。

能否生育，是判断衰老与否的重要指标

任何一个物种要延续，都必须保证后代的质量，一旦虚弱、衰老，身体就要将生殖所需的能量节省下来，重点保住身体这个"青山"。只有"青山"保住了，未来才有再生柴草的可能。其次，如果衰老了，自身的根子都不稳，生出的后代也不会强壮，为了避免贫弱后代影响物种质量，就要断掉这些人的生殖机能。

《黄帝内经》中说，女子"七七，任脉虚，太冲脉衰少，天癸竭，地道不通，故形坏而无子也"。丈夫"二八，肾气盛，天癸至，精气溢，阴阳和，故能有子""八八，天癸竭，精少，肾脏衰，则齿发去，形体皆极"。这些都明示了女性14岁到49岁，男性16岁到64岁肾气旺盛，才是适宜的生殖年龄。

为什么五六十岁的大妈浓妆艳抹、花枝招展，大家都会觉得别扭？这是因为这种打扮暗含着性吸引，而性吸引已经与五六十岁的年龄不符了。人类以审美的方式对繁衍者进行严格的挑选，它的潜台词是：到了"形坏而无子"的肾虚年龄，就不该再繁育了。

《黄帝内经》中还说，"年五十，体重，耳目不聪明矣"，肾开窍于耳，肝开窍于目，耳目不聪明意味着肝肾这两大根基不稳了，这时多是

五十岁以上了，人会变胖，"体重"就是胖的意思。也就是说，人一老就变胖，人一胖就老了，其中生殖机能的下降和丧失，为老和胖的关系做了证。

肚子很胖，却特别怕凉；经常腹泻，但大便不臭

有些"湿胖"者还有一个特点：很容易泻肚，就算不泻肚，大便也常年不成形。他们觉得奇怪，明明吃的东西都泻了出去，为什么身体还会发胖？虽然肚子上有厚厚的脂肪，但是他们非常怕冷，遇寒、吃点凉的食物就容易泻肚。这种情况不是非常矛盾吗？

其实并不矛盾，他们肚子胖与容易泻肚的原因是同一个：阳气虚。

为何肥胖者的脂肪代谢能力通常较差？

《黄帝内经》中说："阳化气，阴成形。"阳气可以将有形之物化为无形之气，其中包括脂肪代谢能力。如果阳气虚，脂肪代谢差，就容易沉积下来。之所以脂肪沉积在腹部，是因为腹部是全身阳气最虚、阴气最盛的地方，即所谓"至阴之地"。

除了腹部脂肪厚，腰部也会很胖，因为中医讲，"腰为肾之府"，腰部胖的人，腰部也容易怕凉，而且一遇冷就容易扭伤腰。倘若如此，就代表肾阳不足了。肾阳是全身阳气的根本，肾阳虚时，全身代谢功能都下降。若阳不足则无以化气，属阴的脂肪就容易堆积在腰部。

脂肪的一个重要功能就是防寒保暖，腹腔里的重要脏器必须在体温

高的状态下才能发挥功能。一旦阳气不足，身体就不能很好地将脂肪转化为能量，为了给腹腔脏器保温，人体就只能通过增加脂肪层厚度的方式来御寒。这种针对阳气虚的身体自救办法，会让肚子胖起来。

然而，脂肪的作用只是消极地保温，并不能具备主动升温、加温的作用。很多胖子的体温甚至比其他人低，尤其是肚子的温度往往更低。这是因为脂肪属于阴，脂肪里没有血管，它只是"隔温层"，就像过去没有冰箱时，卖冰棍的人会用厚棉被盖住冰棍，就是借此隔热保温，而脂肪就像那层棉被。

只有把脂肪变成能量，将阴转化为阳，才能使温度上升。因此，就算肚子胖起来，脂肪厚，但阳虚导致的内寒仍旧无法改善，虚弱的阳气无力抗衡寒凉，于是遇冷就会泻肚。

从西医角度讲，肥胖者的脂肪代谢能力通常较差，肝脏合成的胆固醇会过多地进入循环系统，增加血液中胆固醇的浓度，进而促进胆结石的形成，胆结石影响胆汁消化食物，腹泻更容易发生。

胖子多是脾肾阳虚，
让肠道和身体都恢复生机才能解决肚子胖的问题

阳虚细分的话，有心阳虚、脾阳虚、肾阳虚，胖子多是脾肾阳虚的。

脾阳虚涉及的脾所主的部位，主要是消化系统，比如遇冷则泻，大便不成形、次数多，大便清稀没有气味。肾阳虚就涉及全身了，比如全身怕冷，神疲懒言，未老先衰，看似很壮，实则很虚，很容易感冒。

清代名医叶天士在《临证指南医案》中说："凡论病，先论体质、形色、脉象，以病乃外加于身也。大肌肉柔白属气虚，外似丰溢，里真大怯，盖阳虚之体，为多湿多痰……所谓肥人之病，虑虚其阳。"改善这些，都要温补阳气，要用到"附子理中丸"这类兼顾脾肾之阳的药物。

经常有人因为腹泻,大便次数多、不成形来咨询,我第一个要问的问题是大便臭不臭,臭是一种治法,不臭则是另一种治法。

《黄帝内经》讲"澄澈清冷,皆属于寒",凡是分泌物、代谢物质地清稀、气味淡薄的都属于虚、寒;"水液浑浊,皆属于热",凡是分泌物、代谢物质地浑浊、气味很重的,都属于实、热。大便很臭,意味着内里有热,类似西医的细菌感染,这是要清热的,会用到"葛根芩连颗粒"。而且只要大便很臭,就不要急着止泻,要让身体将内热、毒素排干净,腹泻自然就止了,因为泻肚是身体在自洁。

如果大便没有臭味,就意味着肠道火力不足,是虚寒的。有些化疗后的病人,或者长期吃抗生素、消炎药的人,大便就没有臭味,因为化疗和消炎药将肠道菌群全部杀死了,他们的肠道一片死寂。如果是肚子胖的人,也是这种情况,他们就适合"附子理中丸",不仅能止泻,而且能去除引起腹泻的虚寒内因,让肠道和身体都恢复生机,生机缺乏这个内因,也是他们肚子胖的起因。

为什么硬汉和精英很少是胖子？

人类历史上，有强大意志力，能改变历史的人，不仅有惊人的智力、过人的精力，而且很少是胖子，这是因为人的意志力与身体状态密切相关。

意志力的重要性要让位给心跳、血压和呼吸等的应激反应

清代的《医门棒喝》中形容说："如体丰色白，皮嫩肌松，脉大而软，食啖虽多，每生痰涎，此阴盛阳虚之质。"这里描述的"大白胖子"，一看就知道体质虚，不会有旺盛的精力和毅力。

意志力是一个人克服各种困难、实现目的的能力，是毅力、耐力、持久力，也是"咬定青山不放松"的本事。在此讲个故事：

1848年，25岁的美国铁路工人盖奇工作时发生意外，一根钢筋插进了他的头骨。经过治疗，盖奇得以痊愈，可是之后认识盖奇的人都一致认为：他已经不是自己认识的盖奇了。之前的盖奇拥有钢铁般的意志力，然而痊愈后的盖奇变得毫无耐心，没有自控力，一言不合就对他人恶语相向。原来，插入盖奇头骨的那根钢筋，也穿过了他大脑的前额皮质，正是

因为前额皮质就是控制意志力的地方，所以受损后导致意志力变弱了。

意志力固然重要，当我们的先人遇到洪水、地震或者野兽追赶等危急情况时，身体的应激反应更为重要。在危急情况下，人体要马上加快心跳、升高血压、加速呼吸，以此来保证充分供血，才能跑得比任何时候都快。因此，意志力的重要性仍旧要让位给心跳、血压和呼吸等的应激反应。

如果一个人体质孱弱，自身能量不足，身体就会将有限的能量集中用于保证呼吸和心跳以求生存，于是留给大脑皮质的能量就要减少，因此他们的意志力不能与硬汉的相比。

要想意志力强，
一定要肾精足、肾阳旺

中医所说的心、肝、脾、肺、肾分别对应着神、魂、意、魄、志，其中，"肾藏志"，这个"志"包括记忆力和意志力，肾气足的人身体壮，会比同龄人显年轻，不仅记忆力好，而且更坚韧不拔。

因为肾生髓，脑为髓海，脑和肾是同源的。肾虚就是身体的能量储备从根基上不足了。从中医上讲，能量储备少会导致"髓海空虚"；从西医上讲，能量储备少，大脑的能量供应就不足。

我多次说到，进化学上有个无情的铁律：一旦能量不足，进化程度越高级的组织，越先受到影响，它们因为高级而对生存条件更加挑剔。大脑中，进化程度最为高级的就是前额皮质。如果说大脑是"司令部"，前额皮质就是"司令部"中的"司令"。关键时刻所做的决断，一些关键细节的处理，都是由这里负责的。

《黄帝内经》中说："肾者，作强之官，伎巧出焉。""伎巧"就包括精密的思维，中医中所说的肾就包括了前额皮质。中国古人看相时说，"天庭饱满"的人命好，天庭就是前额，宽大的前额给了前额皮质更好的发育空间。

"司令"在关键的时候不出昏着，人生关键的几步不迈错，自然就比其他人多了成功的机会。然而，前额皮质因为最高级而更娇气，一旦能量供应不足，它就最先难以适应。因此，人老了就会记忆力下降，变得管不住自己，甚至发生人格异常的痴呆。这些问题都出在前额皮质，从中医上讲就是肾虚了。

中国还有句老话，"嘴上没毛，办事不牢"，形容年轻人办事不牢靠。前额皮质成熟的时候大约在30岁，一边是发育成熟的大脑，一边是30岁鼎盛的肾阳供给能量，到达这个年龄的人做事自然更加牢靠。

由此可知，想要有好的意志力，一定要肾精足、肾阳旺，这些都是肥胖人缺乏的。因此，能成大事甚至能改变世界的人，很少有肥胖者，他们至少体格精壮。张仲景在《金匮要略》中提到："夫尊荣人骨弱肌肤盛，重因疲劳汗出，卧不时动摇，加被微风，遂得之。""尊荣人"是指养尊处优的人，这种人很难成为精英，因为富贵安逸不仅能拖垮身体，更能拖垮他们的意志。

第 3 章　"湿胖"是可以"老"出来的

为什么身体越差，岁数越大，睡眠越不好？

上了年纪的人，睡眠时常不好，人们会说是因为"老人觉少"。其实，慢性病缠身的人，虽然年纪不大，但是体质变差了，也会出现睡眠变差的情况。

因为肝肾阴虚而失眠，才是现在失眠者的共性

按常理说，年纪大，体质差，精力不足，晚上应该早早就撑不住犯困了，可是为什么反倒夜里越发清醒，甚至失眠呢？这就要先了解中医所说的睡眠原理。

中医讲，"阳入于阴则寐"。白天清醒的时候，我们的心神是活跃的，支配思维和行动的心神属于阳，类似于西医中所说的兴奋性神经。到了晚上，心神要入于阴血，阴血相当于心神的归宿，此时兴奋性神经要向抑制性神经"交班"了，心神被阴血收纳，变得安宁时，我们也就进入了睡眠状态。

因此，失眠与否由两个因素决定：一个是心神是不是过亢，比如白天思虑过度、心情紧张，就算以前没有出现过失眠的问题，遇到事情的

那晚恐怕也辗转难眠。这种因为心神不宁引起的失眠是实性的、偶发的，需要用清心火的药物来安定心神、平息心火。另一个是阴血是不是不足。长期失眠的人，大多没有什么失眠诱因，他们的问题不是出在心神上，而是接纳心神的阴血不足了。阴血的根基或者库存是肾阴肾精，以及由肾精化生的肝血。因为肝肾阴虚而失眠，才是现在失眠者的共性，属于虚性。

这类人仅靠安心神无法改善失眠，就算晚上心神想回来，但接纳心神的阴血不足，仅靠药物去抑制亢奋的心神，助眠的效果一定不好。这也是这类人吃安眠药虽然能帮助睡眠，但是第二天早上起来时会感觉浑身无力、浑浑噩噩的原因所在。

安眠药没帮助兴奋性神经和抑制性神经实现正常的"交接班"，而是不分青红皂白地无选择性打压，身体的其他机能在安眠的同时也被抑制。这便会导致第二天起来做事情颠三倒四、魂不守舍，就像丢了魂。这些情况都是肝血虚得不能藏"魂"的缘故。

只要用脑过度，都是在制造肾虚，需要填充被耗空的"髓海"

研究显示：长期吃安眠药的人，到了老年容易跌倒、反应迟钝，一来因为安眠药打压了阳气；二来，安眠药不能使人进入自然的睡眠状态。因为肝血没有充养的机会，与"魂"相关的各种意识活动就会受影响。

老年人普遍是肾虚的，随着增龄，大脑会不同程度地萎缩。因为肾是人体这棵大树的树根，老树的树根都是不稳的。年纪尚轻的，如果慢性病缠身，也会"久病及肾"，患有慢性病的人最终都是肾虚的。用脑过度的情况在当下更为普遍，只要用脑过度，不管什么年龄，也不管有没有其他慢性疾病缠身，在中医上讲都是在制造肾虚。因为脑为髓海，肾生髓，脑肾是同源的，之所以现在的人白发多，是因为肾"其华在发"，肾虚的第一个表现就是头发早白，而这些早生华发者，也多是用脑过度、容易失眠的人。

中医治疗失眠，除了会用到远志、酸枣仁、当归这些轻量级的补血药，还会用到鹿茸、淫羊藿、何首乌这种补脑重剂，为的是填充被耗空的"髓海"，改善衰老带来的脑萎缩和已经出现的脑神经功能下降。

正所谓"精不足者，补之以味"。"髓海"属于阴精，是蜡烛，大脑觉醒和睡眠的功能属于心神，相当于火苗，蜡烛足量，人才能白天清醒，晚上安睡。

从阴阳关系上讲，髓海相当于收纳心神的阴血，这些补脑重剂能从最深层补足阴血，保证心神这个"阳"能入阴，人自然就睡着了，当髓海不再空虚，供给大脑的能量有富余时，身体自然就有余力照顾到头发了。

为什么中医更适合我们的身体?

很长时间以来,"中西医之争"从未停止过。吃饭、聚会时只要大家谈论此话题,大多都会不欢而散。

其实,任何事物只要存在,就有其合理性。西医是科技进步的结果,让人类受益匪浅,这毋庸置疑。可是,有一点必须清楚:人类存在的历史远比科技发展的历史要久,而医学是伴随人类的存在而存在的,因此医学比科学要年长得多,如果用科学完全代替医学,势必会出问题。

中医更适应身体,是因为它与人类的基因早就相互适应,甚至相互造就彼此

自从有了人类,传统医学就出现了,非其护航,人类不可能繁衍至今。世界上有很多传统医学,只不过中医是少有的留存到现在的传统医学。在人类进化过程中,传统医学以及其倡导的生活方式,是始终与人类相伴相随的,它们与人类的基因早就相互适应,甚至相互造就彼此了。

人类最早靠狩猎采集为生,因为食物难以保证,当时能活下来的人都是基因适应了饥荒的,而且一适应就是几十万年。人约一万年前,农业和畜牧业开始出现,人类可以吃到谷物和肉类、奶类了,虽然食物有了保证,但是历经几十万年形成的基因不可能在一万年内被改变,于是

人类的基因与当时的生活方式开始不相匹配。

这种不匹配在工业革命后更加明显：一来工业革命只有不到三百年的历史，历经几十万年形成的基因更不可能在这么短的时间内改变；二来，工业革命对生活方式的改变是巨大的，以至人类基因至今也来不及适应工业带来的变化。于是，我们就看到了医学越来越发达，但是疾病却越治越多。

之所以说中医更适合我们的身体，是因为它是伴随人类的出现而出现的。原始人在采食的过程中，发现了一些有药用价值的植物。人类会使用火之后，逐渐产生了中医最早的熨法和灸法……在漫长的进化过程中，我们的基因适应了中医，也时刻需要中医矫正身体的失衡。之所以中医的优势是"治本"，是因为这个"本"是疾病发生的根本，其中就包括基因。

中医药副作用小，是因为其重在"留人祛病"

西医的历史与工业化几乎同步，时间不过几百年。西医进入中国，才仅仅一百多年，这就注定人体，特别是中国人体、中国人的基因对其需要一个适应的过程。基因来不及适应时就会出现问题，西药副作用多，可能就是问题之一。

比如，红霉素可以用于杀灭细菌，但是在杀菌的同时会"剐蹭"到身体。无论口服红霉素还是红霉素输液，胃都会感觉很不舒服。再比如激素，在高热时有助于迅速降温，发炎时可用于消炎，但是经常使用会损坏股骨头……这都是因为西药的重点是治病，是"祛病留人"，为了治病可以不顾及人，所以一定会产生许多副作用。

之所以中医药副作用小，一个重要的原因是：中医重在治人，是

"留人祛病",即最先顾及的是人而不是病。在治疗过程中,允许人带病、带癌生存,这就避免了对疾病"斩尽杀绝"时对身体的"剐蹭"。

人的基因,至少是中国人的基因,早已适应了中医。因此,中医更适合养生,尤其适合中国人养生,就像一棵雪松不可能在海南活下去,一棵椰子树也不可能在东北结出椰子。

当你以西方的生活方式过日子的时候,祛除"湿胖"只能借助中医

很多人觉得,帮助中国人繁衍生息的中医,现在的作用没以前那么大了。比如,过去女性痛经时,喝"红糖姜水"就能得到解决,这也是中医用了很久的治痛经的偏方。再比如,过去的"消渴症",用黄芪、山药等常规中药就可以改善。

早年间,胡适因为糖尿病导致肾功能衰竭,在没有透析技术也不能换肾的条件下,这个病无异于绝症。所幸,胡适找到了当时的名中医陆仲安,借用大剂量黄芪控制了病情。那么,为什么"红糖姜水"对现在的痛经,黄芪对现在的糖尿病的改善效果远不及当初?这是因为现代人的生活方式与古人完全不同了,甚至已经趋于西化了。

《黄帝内经》中说:"食饮有节,起居有常,不妄作劳,故能形与神俱,而尽终其天年,度百岁乃去。""食饮有节,起居有常"就是中医倡导的生活方式,这在古代做起来并不难,因为那时没有发达的科技,也没有无处不在的网络,人们只能日出而作,日落而息。条件所限,反而帮助人们遵循了"天道"。就算患病,病性也相对简单;就算医学不发达,也足以罩住不太复杂的疾病。

然而,现在我们过的是基因尚不适应的生活——过多的寒凉、过细的饮食、过高的热量等,都会使病情更为复杂、更为严重。即使在治疗

过程中，也很难与错误的生活方式彻底告别。平事的始终赶不上肇事的，要想逆转疾病自然比过去要难。

所谓"病来如山倒，病去如抽丝"，既然疾病是一口口吃出来的，一天天积累出来的，就只能靠一天天的生活改变，一口口的"食饮有节"来对冲，这就需要时间。《黄帝内经》讲"圣人不治已病治未病"，这个"未病"不是未来的疾病，而是预防未来的疾病，预防只能从生活做起。

好在中医倡导的就是中国人的生活方式，从这个意义上说，"湿胖"也算是人类进化到现在，躲不过去的一关，尤其是当你以西方的生活方式过日子的时候，祛除"湿胖"就只能借助中医。

附子有毒，为什么现在被重用？

前面几章中，我多次提到中药附子，比如在"真武汤""四逆汤"中，附子都是君药。

张艺谋的电影《满城尽带黄金甲》中也出现过：王后与大王子生乱伦之恋，大王让御医将"草乌头"放入王后的汤药之中，每日半钱，数日之后可令人神志昏聩。王后虽知真相，但仍然不动声色地将药服下，暗地里却布置着宫廷政变……

附子虽有毒，
借大剂量附子的温补作用却可以扶阳

附子和乌头是同一种植物，乌头是母根，附子是子根，因为攀附在母根上所以叫"附子"，这两种药物都含"乌头碱"。"乌头碱"对心肌和神经有兴奋麻痹作用，严重的能危及生命，《本草纲目》之类的典籍对附子的记录都是"有大毒"。

然而，有一个中医学派因重用附子而出名，这就是"火神派"。"火神派"由清末四川名医郑钦安创立，其学派后人李可老先生创制的"破格救心汤"，附子用量最多的达到了200克，远超过了经方的剂量，借大剂量附子的温补作用来扶阳，救治垂危病人。

"火神派"也称"扶阳派","扶阳"的鼻祖是张仲景,他的《伤寒论》中处处以顾护阳气为要。"伤寒"的"寒",从狭义上讲,是指外感寒凉之邪;从广义上讲,生活中所有对阳气的损伤都属于"寒"。

大家熟悉的"附子理中丸"就是典型的扶阳之品,它的前身就是《伤寒论》中的"理中汤",由人参、干姜、甘草、白术组成,加附子后即成"附子理中汤"。相传宋徽宗食冰太过,病脾疾,国医不效,后召名医杨介用大理中丸,服之而愈,"附子理中丸"是附子理中汤的中成药丸药剂型。

到了明代,名医薛立斋曾治"一男子口舌生疮,饮食不甘,劳而愈甚,以理中汤治之顿愈"。清代名医郑素圃治一女"腹痛作泻已久,渐增口舌生疮,因疮痛不能食热物,益致痛泻不止……遂以附子理中汤加茯苓,令其冷饮……服四剂,口疮果不痛"。

被我们习惯性认为是上火的口疮,为什么能用温热的附子化解?郑素圃的解释是:"盖脾土虚则肾水乘之,逼心火上逆,致口舌生疮,乃上焦假热,实中焦真寒。惟治其寒,不惑其热……"简单地讲,口疮这些看似上火的病状,其实是被内里的阴寒逼出的虚火,阴太盛而阳不足才是生口疮的根本原因。

错误的生活方式,会导致更多人体虚和"湿胖"

遗憾的是,对这种阴阳关系知之者甚少,即便在现在,对口腔溃疡这个常见问题,很多医生仍旧在用寒凉药物"去火"。正是因为加重阳气虚而致口疮更加频发、更多复发,这也给了"扶阳"思想复苏的一个机会。

目前,"扶阳派"已经有了正规专业的中医学术组织——"世界中医药学会联合会扶阳专业委员会",会员人数与日俱增,也表明中医"扶阳"思想的影响力在当下日渐扩大。

　　古往今来的中医学派的形成，都与当时的历史条件有关。比如，李东垣是"补土派"代表，创建了"脾胃论"。因为当时是金朝末年，战乱频仍，民病饥饱失调，使得脾虚者无数。现在虽然生活条件好了，但是生活方式却错了，"食冰太过"是现在的寻常事，这就使更多的人以虚弱的阳气，拖着庞大的"肉身"，肥胖、结节（肺结节、乳腺结节、甲状腺结节）、结石（痛风结石）、前列腺增生、癌症、抑郁就是阳不胜阴的结果，这种情况也就给了附子、"理中丸"以及"扶阳派"极大的施展空间。这可能也是近现代医家用附子的量，超过《伤寒论》经方用附子的量的原因之一吧。

第3章 "湿胖"是可以"老"出来的

抗衰老，"六味地黄丸"要配"金匮肾气丸"

结石、结节、增生、癌肿，在某种意义上而言，都是局部组织异常变"胖"了。它们的起因也与"湿胖"一样，是阳不胜阴，无力化阴为阳的结果。

治疗增生，需要温肾化气、利水消肿

"增生"类似身体肥胖时多出来的脂肪，需要"阳药""动药"的点化才能化有形为无形，由此减轻甚至消除增生。之前坊间曾有传说吃"乌鸡白凤丸"可以减轻前列腺增生，这有一定的道理。

这是因为"乌鸡白凤丸"中不仅有乌鸡、熟地黄这些补阴的"静药"，更有人参、黄芪、川芎、香附这些补气行血的"动药"，前者属阴，后者属阳，由"动药"激活"静药"，即可起到点阴为阳的作用。现代研究早就提示，"乌鸡白凤丸"可以改善男性精液不能液化的问题，精液的"液化"也是点阴为阳的体现。

其实，有比"乌鸡白凤丸"更适合治疗前列腺增生的药物，这就是"济生肾气丸"。"济生肾气丸"由熟地黄、山茱萸（制）、牡丹皮、山药、

茯苓、泽泻、肉桂、附子（制）、牛膝、车前子组成，是在"六味地黄丸"的基础上，添加了利尿的车前子、牛膝以及温阳的附子、肉桂而成，方子的功效是温肾化气、利水消肿。

利水消肿中的"肿"是广义的，既包括水肿、胖肿，也包括小便不利，都是因为肾阳不足以蒸化水液而导致的水液代谢障碍。前列腺增生的"增生"就是一种"肿"，方子中的附子、肉桂，比"乌鸡白凤丸"中的人参、黄芪的温阳力量更大，这是因为附子和肉桂是入肾经的，对肾阳虚、火力不足引起的各种肿、胖、水液停滞体内，更具有针对性。

中医抗衰多用"六味地黄丸"和"金匮肾气丸"，有助于全身的"点阴为阳"

前列腺增生，说到底是衰老所致，是肾阳虚不能化阴了，增生才得以形成，就此谈谈用什么中药可以抗衰老。

我之前接触过很多"国医大师"，在谈及什么中药适合抗衰老时，他们都提到"六味地黄丸"。"六味地黄丸"是补阴经典，可以给身体夯实根基的，而且"六味地黄丸"最早是儿科用药，是宋代名医钱乙专门给出生后发育迟缓的孩子定制的，性质非常平和。

不过，在说到"六味地黄丸"的同时，"国医大师"们还会提及"金匮肾气丸"，建议将这两种药间隔服用，比如每周吃三四天"六味地黄丸"，吃一两天"金匮肾气丸"，出于保健而不是治疗目的，每天只吃治疗量的三分之一到二分之一即可。

"金匮肾气丸"是在"六味地黄丸"的基础上加了附子、肉桂，就是用附子、肉桂这两个温阳药、"动药"，去点化"六味地黄丸"补进来的阴。这与"济生肾气丸"治疗前列腺增生的原理是一样的：治增生是局部的"点阴为阳"，抗衰老是全身的"点阴为阳"。

日常补阴补血，要注重气血双补

人活着阳气最重要，特别是现在，补阴补血之物在生活中不缺甚至是过盛的，只有及时将它们转化为阳，才能达到养生的目的，否则补进来的阴血、吃进来的营养就会成为致病的因素。肥胖、结石、增生、癌肿就是结果，中医称之为"阴实则死"。

这个道理在日常养生中也是一样的，比如阿胶能补血，但很多人没有能力运化阿胶，也没有能力使阿胶补足的血运行全身，这种人就要气血双补，在吃阿胶的同时用人参或者黄芪之类的补气药。因为"气为血之帅"，有补气药的引领，阴血才能被盘活。

再比如，黄精能乌发，因为它可以补到肾阴，但黄精性质很静，最好有"动药"来激活它，比如能补气的黄芪，用它推助黄精补足的阴血。这与"姜汁菠菜""姜撞奶"中姜的价值是一样的。通俗地讲，就是动静结合，寒热结合；从中医理论讲则是阴阳结合，以阳化阴。

无论我们吃什么，补什么，都要以振奋阳气为目的。只有阳气足了，人才有活力，才有生机，这也是"扶阳派"在当下的价值。

为什么现在的人容易肾阳虚、没火力？

"人过四十天过午"，意思是说，人到了中年以后，身体就像午后的太阳一样开始变弱。当热量不足了，至为关键的肾阳、元阳也会出现不足。

因增龄而致的元阳不足不能算作病，只是衰老的自然规律，真正需要加以干涉和治疗的，是年纪尚轻就出现的元阳不足。这在当下更为多见，因为生活中有太多细节都在扑灭元阳、真火。

有哪些生活细节在扑灭元阳、真火？

●（一）饮食太精细
——加工过度的食物缺少生机

对现在的人来说，节食很难。因为物质极其丰富，就算每种都少吃，可各种食物吃一遍下来，摄入的热量就已经超标了。更难避免的是，饮食太过精细，这是现代人无法控制甚至是意识不到的。

什么样的食物属于精细的呢？凡是远离原食物、加工过度的都属于精细的食物。在生活中，除非自己动手烹饪，一般只要是外餐、外卖，这两点都难以避免。

《黄帝内经》中讲"五谷为养",五谷排在所有食物的第一位,这是因为五谷吸收和消化的成本很低,可以最快地给身体提供能量,这就实现了健脾功能。只不过那时的五谷并非现在的五谷,能养人的五谷应该是没有经过精细加工的全谷,是原食物。

全谷与精米白面,原食物与加工食物有什么区别呢?

首先,精米白面等加工食物去掉了纤维素,这也就辜负了大自然的好意。自然界中,糖含量高的食物,大多富含纤维素,比如甘蔗、苹果、五谷。因为纤维素不能被肠道吸收,可以抑制糖分的吸收,不至于引起"血糖风暴",而且富含纤维素的食物,总的热量也较低。之所以杂粮粗粮比精米白面更健康,更利于控糖减肥,就是因为其中的纤维素只占体积,不占热量。

精米白面不仅去掉了纤维素,还去掉了胚芽,我们现在吃到的面粉都是没有胚芽的,因为胚芽含油,容易氧化产生哈喇味,为了便于保存,只能去掉胚芽。从西医角度讲,胚芽含脂溶性维生素;从中医角度讲,胚芽是植物的生机,春天要吃苗芽草,就是借植物的生机帮助人体复苏。

虽然脂溶性维生素可以通过营养补充剂来替代和补充,但是生机无法替代和补充。生机就是生命发动的原动力,就是阳气,生活中对人体阳气的损害,可能从口感很好的精米白面就开始了。

中国传统饮食中有"原汤化原食"的说法,吃了饺子、面条之后,要喝点煮饺子、煮面条的汤,这样可以把流失在汤里的营养物质补回来,避免加工导致的食物性味偏颇,但现在食品加工过程中的"科技狠活",显然不是"原汤"就能对付的了。

更加麻烦的是,科学还会从原食物中提取有效成分,比如从水果蔬菜中提取维生素,甚至发现了比提取成本更低的合成办法。现在的很多维生素、营养素是人工合成的,这就更是伪食物、伪营养了。

"伪"这个字的结构就是"人为",对自然的人为介入越多,越是假的。苹果、小麦扔在地里可以长出一棵植物，可以结出新苹果，长出新麦子。然而，从苹果中提取的维生素，从小麦中提取的淀粉扔到土里，不可能长出任何生命！因为它们在加工过程中就已失去了生机，只不过"生机"这个概念目前还无法用科学全面解释，科学只能发现、提取原食物中的有效成分。这样做看似进步了，其实很可能是"一叶障目"。

1957年到1962年，英国、德国、日本相继出现了1万多名"海豹儿"。这些孩子的手脚直接长在躯干上，没有四肢，看上去很像海豹。经过大量的调查发现，造成这种严重畸形的竟然是当时最流行的一种药——"反应停"。

这种药专门用于缓解孕妇早期妊娠反应，当时至少有15个国家都在使用这种药，孕妇吃了药后的确不吐了，但是这个科技成果从上市到被禁用的4年间，就造成了1万多名短肢畸形的"海豹儿"。因为科学是在不断地自我否定中发展的，在自我否定之前，人类会对其成果趋之若鹜。

"青蒿素"是中医药走向世界的典范，帮助人类战胜了疟疾。不过，这是针对疟疾来说的，如果针对青蒿这种中药来说，这种成功只是阶段性的："青蒿素"出现后不久，就产生了耐药性，但是青蒿作为中药使用至今，已经上千年了，从没有过耐药性出现。

科学是有局限性的，被科学发现的中药"有效成分"，绝对不能代表中药，就算把所有"有效成分"全分离提取之后再加在一起，作用也不可能和中药画等号，因为科学只是认识世界的方法之一，中医是认识世界的另一条途径和方法，如果说西医是1+1=2，中医可能是1+1=3，多出来的那个1是什么？在哪儿？可能还要等科学继续长大、成熟后才能发现，就像"青蒿素"的深入发现过程。

以上这些从宏观上提示我们要接受中医的"方法论"，微观上的提示就是：尽量吃原食物，吃少加工的，因为它们更多地保有生机。有生机的食物在吸收时可以节约阳气，而生机缺乏的东西阴气太重，点化这样的阴性东西，会更多地耗伤阳气。这也是科技越发达，食品加工花样越多，胖子越多、疾病越多的原因。

这一点，我们可以用知识与智慧的关系做比喻：人的智慧是阳，知识是阴，因为智慧是活的，是动的，而知识是死的，是不变的，掌握知识能提升一个人的智慧，这是阴能生阳。然而，过多的知识也会消耗智慧，如果智慧不够，还不断地补充新知识，最终一定会失去自己的见解，这就是思维上的"阴实则死"了。

——牛奶是阴寒的？会致癌？

前面说到了蛋白质对肌肉的重要性，但是蛋白质含量高，不等于身体能全部吸收，最适合增肌的蛋白质，是分解之后含有八种"必需氨基酸"的，而且这八种氨基酸的比例，与人体所需要的比例越接近，才能最有效地合成，人体对其的利用度也才最高。

如果你吃进去的蛋白质的生理价值接近100，这就意味着，这种蛋白质100%都能被身体吸收，这种食物就叫作"氨基酸平衡食品"。从吸收效果看，这才是最有营养的食物。

在《湿胖》一书中我提过："氨基酸平衡食品"中排名第一的是人奶，之后是鸡蛋，因为鸡蛋是最大的卵子或者是受精卵，未来是要发育成一只小鸡的，也正因为是新生命的基础，所以必须具备最完整的营养结构。排在鸡蛋后面的是牛奶、黄豆、大米、花生、小米、小麦、芝麻。

《中国居民膳食指南》推荐：每人每天要吃一个鸡蛋，喝一袋牛奶。然而，很多人却说，有的中医告诉他们，牛奶是阴寒的，喝多了会致癌，真的是这样吗？

从药性上说，牛奶是味甘性平的。《日华子本草》："润皮肤，养心肺，解热毒。"《本草纲目》："治反胃热哕，补益劳损，润大肠，治气痢，除疸黄，老人煮粥甚宜。"《千金要方》："治大病后不足，万病虚劳：黄牛乳一升。以水四升，煎服一升。如人饥，稍稍饮之，不得过多。"很显然，过去的中医是用牛奶补虚的。

从性质上讲，牛奶并不是阴寒的，而是平性的，这里的"阴寒"应该是针对牛奶吸收需要足够的阳气来说的。因为乳汁是乳腺细胞吸收血液中的葡萄糖和脂肪酸等营养物质，然后将这些营养物质合成乳汁，哺乳期的母亲没有月经，就是因为身体为了保证乳汁分泌而节约用血。由此可见，乳汁是萃取了血液中的精华而成的，是浓缩了的营养，非此不能养育一个新生命。从这个角度来说，牛奶属于阴是因为它是经过身体高度萃取和浓缩的，阴的程度比较深，因此就有了"阴寒"的说法。

不管阴寒这个说法是否准确，但有两点佐证了牛奶和阳气的关系：首先，婴儿靠母乳、牛奶生存，因为婴儿像初生的嫩芽，年龄越小，生长发育的速度就越快，生长靠的是生机，生机就是阳气。因此，孩子都是"纯阳之体"，阳气很足，以这样足的阳气自然可以吸收运化属于阴的牛奶。如果用豆浆代替牛奶，孩子一定长不好，从西医角度讲，豆浆的营养不及牛奶；从中医角度讲，豆浆的阴性程度不深，不足以为阳气点化。

西方人牛奶的摄入量比我们多很多，甚至拿牛奶当水喝，这也是体质使然：西方人的肌肉力量比我们强，肌肉里的线粒体可以转化更多的能量，因而西方人不怕冷，冬天都可以穿T恤，因为他们阳气相对旺，以这样的阳气去转化牛奶之阴，也是匹配的。

包括我国内蒙古的牧民，早餐不仅喝牛奶，还要泡上"奶豆腐"，"奶豆腐"也是用牛奶制成的，同时还吃牛肉。之所以他们能形成这样的饮食习惯，是因为生活在草原上，要借助体力放牧，不仅如此，草原一望无际，少有人烟，既没有人际关系的压力，放眼远望的过程也让人身心总是舒畅的，不需要在生活压力下随时调动应激能力，于是便会阳气充盛而又气机条畅。"气机条畅"时，阳气的输布不受影响，点化这些阴性物质自然不在话下。因此,"牛奶是阴寒"的说法,也是针对个人体质而言的,如果一个人阳气很虚,运化不了其中浓缩的营养,营养存留在身体里不能被利用,就会"变宝为废"。

其实不只是牛奶,富含蛋白质、脂肪的肉类,特别是红肉,也有"阴寒致癌"问题,比如过多摄入红肉,也就是猪牛羊肉,会增加结肠癌的风险。然而,同样喝牛奶、吃红肉,为什么并不都患癌?特别是运动员,为了增肌,牛奶、牛肉的摄入量肯定超过普通人,但是没有因此患癌,这是因为他们阳气旺盛,有足够的能力吸收转化,甚至因为阳气旺,更需要足够厚重的阴来托底、匹配。

《千金要方》中用牛奶治疗"大病后不足",指的就是阴的不足。大病、久病是会伤阴的,阴不足,阳就无以化生,身体的功能就会虚弱。要通过牛奶尽快补足身体之阴,给阳气的产出提供本钱,奠定基础。因此,就像"不说剂量的营养学都是耍流氓"一样,抛开阳气的强弱不谈而只谈阴寒,对牛奶也是不公平的。

具体而言,什么人不适合喝牛奶呢?怕冷,很少运动,又已经很胖了,尤其还有舌头含水量高、有齿痕、大便不成形的"湿胖"特点的人。虽然牛奶于这种人不是马上致癌的,但至少于这样的身体无补,这种人需要做的也不是在饮食上盲目地做"加法",过度摄入属于阴的营养物质,而是要尽快提升转化营养物质的阳气,最直接的办法是走出房间,到户外的阳光下动起来。因为运动可以增肌降脂,运动就是他们最便宜的助阳方式。

● (二) 运动过少
——为什么心脏和小肠很少得癌症?

人是动物,既然是"动物",每天就要适度地运动,这也是我们的基因所需要的。因为在漫长的进化过程中，人类为了生存，必须捕食、逃生、战斗，生存始终与运动联系在一起。只有运动能力强的人，才可能在恶劣的环境中存活下来，这样的基因被带到了现在。人体之所以有206块骨骼、600多块肌肉，就是要通过它们的配合，使人类有应对灾难和疾病的运动能力。

如果你有这样的基因，却过着过于安逸的、躺平不动的生活，本该通过运动消耗的热量消耗不掉，自然就会转化为脂肪让你变胖。更加麻烦的是，你会因此情绪沮丧，性格消极，乃至走向抑郁，因为运动才是最好的振奋阳气的办法。

前一段时间，"多巴胺"的概念很流行，颜色鲜艳的衣服、包装、背景都会被称为"多巴胺色"。多巴胺是身体里可以让我们产生愉悦感的一种物质，恋爱的时候，多巴胺的分泌增加，因此恋爱中的人总能感到欢快和甜蜜。

除了这个作用，多巴胺还与我们的动机形成有直接关系。所有行动都是有动机的：想与所爱的人在一起，就是恋爱的动机；为了买房努力工作，买房就是努力工作的动机。动机就是欲望，一个人有欲望才会保持年轻，才会有活力，抑郁就是因为万念俱灰，什么动机、什么欲望都丧失了。

动机的发动是需要能量的，因此，精力旺盛的人，总会有各种各样的想法，想改变现状甚至世界。相反，精力不足的人，肯定奉行"多一事不如少一事"的原则。因为能量决定精力，能量就是阳气，所以运动可以帮助产生阳气，使人保有动机和斗志。

给身体供应能量的是"线粒体"，它存在于细胞中，肌肉运动时，肌肉细胞中的线粒体可以产生更多的能量，所以我们动一动就不会感觉冷了。冷的时候会打寒战，那是身体通过肌肉的颤抖来产生更多的能量去抗寒。

运动时需要能量供应，脂酶就会把脂肪分解为脂肪酸和甘油，脂肪酸经过活化、转移至线粒体内，被氧化并释放出能量，运动减肥就是这么来的。

如果用中医理论来形容，这就是"点阴为阳"：阴是有形的，脂肪就是有形的；阳是无形的，能量就是无形的。将有形变为无形的过程，一定是在温度升高、阳气旺盛的时候。就像冰雪是有形的，融化为水蒸气就是无形的，前提是必须阳光普照、气温升高。同样，阴天气温降低时，空气中的水蒸气就可以凝结成冰，而到了冬天滴水都可以成冰，就是因为冬天的阳气是一年四季中最弱的。

运动少除了会导致"湿胖"，还会让整个人因为阴气太盛而易患癌症。癌症是阴邪，关于这一点，我们可以从线粒体的分布中看出端倪：分化低、代谢迟缓、功能静止及衰退的组织细胞中，线粒体较少；分化高、代谢旺盛、功能活跃的组织细胞中，线粒体较多。

心脏和小肠中的线粒体就很多，因为心脏要每时每刻不停地跳动，是身体里能量需求最大的，必须有足够的线粒体保证供能。小肠是吸收和输送营养的，这个过程需要耗能，必须有足够的线粒体做保证。

有意思的是，心脏和小肠这两个器官，恰恰是很少生癌症甚至从不生癌的地方。从中医角度解释，"心与小肠相表里"，心和小肠都属火，民间总说"热心肠"是有道理的，心脏和小肠都是热性的，阳气盛的脏腑，癌症这样的阴邪在其中自然无从立。从西医角度解释，线粒体含量多可能是原因之一。

说以上这些是为了提示大家：运动不仅可以减肥，更可以提振阳气，因为运动可以激活线粒体，线粒体功能强大，阳气就旺盛。如果从多巴胺角度讲，运动可以增加多巴胺的分泌，这种"幸福激素"分泌多，人就变得阳光、快乐，并由此爱上运动。

很多人运动成瘾就是多巴胺的作用。坚持运动一段时间，一般来说半个月左右，凭借身体对多巴胺的喜欢，就可以形成惯性，由此也就进入了阳气振奋的良性循环，而你所收获的，也绝对不止于去掉"湿胖"这一个结果了。

- **（三）起居无常**
  ——为什么要睡"子午觉"？

台湾的李开复是很多创业青年的导师，他的成绩真的是拼出来的，他把熬夜当成一种生活习惯，甚至在公司与员工比拼谁更能熬夜。他觉得这才是一位成功的领导人应具备的刻苦敬业精神，但最终他也因为淋巴癌倒下。他所著的《向死而生》一书记录了他生癌和治癌的身心历程，并屡屡提到"熬夜"这个背离中医养生规律的坏习惯。

我接触过很多"国医大师"，他们大多年过八十，但身体健康、思维敏捷，照样出门诊、讲课，他们养生都有一个共同点，就是一定要在夜里 11 点前睡觉。

因为子时，也就是夜里 11 点到凌晨 1 点，是胆经巡行的时间，这也代表了新一天的开始。十二经脉起始于胆经，新一天的气血运行从胆经开始，胆经相当于四季的春季，相当于一日的清晨，也相当于人生的青春。胆经畅通无阻，气血才能通过胆经向肝经运行，肝经畅通无阻，会接着把气血运送到肺经，如此进入新周期，循环无端，终而复始。因此，《黄帝内经》中说："凡十一脏取决于胆也。"

子时也是阴气最盛、阳气最弱的时候，人到夜里胆子都小，胆子小的人更容易失眠，躺在床上睡不着时想到的全是害怕的事情，就是因为这时没有阳气壮胆了。同样的事情，清晨起床，特别是太阳升起了，站起身之后，马上就觉得没那么可怕了，因为此时有阳气撑腰。

抑郁症的一个典型表现是：早上起来什么都没干就觉得特别累，心情特别差，反倒是活动活动，到了中午后情况会有好转。这就是因为早上起来阳气弱，需要借助胆经的鼓动来升举，如果胆经郁堵着，对阳气助推的力量不够，身心就会疲累沮丧。由此可见，子时，也就是夜里11点前入睡，才能让虚弱的阳气得以休养，也才能躲开阴气盛对身体的损伤，所谓"子后则气升，午后则气降"。

从西医角度讲，睡眠时段是激素分泌的关键时段，如果熬夜或者失眠，就算白天补足了睡眠时间，但是激素的分泌是过时不候的，尤其是"生长激素"，这是与肥胖相关的激素。"生长激素"可以帮助孩子长个子；到了成年，骨骼定型之后，"生长激素"的作用就转为促进肌肉合成，促进脂肪分解，而"生长激素"只在深睡眠的时候分泌。

很多大胖子睡觉会打鼾，打鼾的过程中还会发生呼吸暂停的情况，必须要别人推一下才能继续呼吸，这种情况叫"睡眠呼吸暂停"。这种人的胖和打鼾有直接关系，睡眠呼吸暂停的过程，就是大脑缺氧的过程，看似睡好了，其实睡眠质量很差，无法进入深睡眠。

如果"生长激素"不能充分分泌，肌肉量就会越来越少，脂肪越来越多。当躺下时，咽喉疏松的脂肪组织堵住呼吸道，会导致打鼾加重，由此进入恶性循环——越胖越打，越打越胖——这应该是睡眠不足会变胖的另一个证据。

"子午觉"的"午"，指的是上午11点到下午1点，正与子时相对应。这时候，阳气渐弱，也是心经所主的时间。

这个时间段小憩一会儿，首先可以补充渐弱的阳气，中午是阳气的"中继站"。与此同时，中医的"心"包含了生机。

小孩子好动，午睡很困难，因为孩子都是"心有余"的，旺盛的生机使他们静不下来。然而，到成年了，如果也总是"心有余"，这个人就会焦虑、坐立不安，这也是午时小憩的意义所在。

午时小憩不需要很长，十几分钟即可，或者只需闭上眼睛养养神，也可以让心神平静下来，减少心神不安对身体的消耗，这也是在"节约阳气，扶助阳气"。

——吃维生素 D 不等于晒太阳

运动可以改善体质，这个运动最好是户外运动，因为阳光是最直接的阳气"补充剂"，对此，已经有研究证实：

澳大利亚国立大学的一项研究指出：阳光刺激多巴胺的生成，可以避免眼轴变长，由此降低近视的风险。美国耶鲁大学医学院的一项研究发现：常晒太阳可以保持体内维生素 D 处于高水平，有助于降低流感病毒及其他常见呼吸道疾病的危害。《英国医学杂志》的一项研究发现：维生素 D 含量低的人群罹患心脏病、心力衰竭和中风的风险更高，这也是紫外线比较缺乏的冬季，患心肌梗死的病人会明显增多的原因。

除此之外，充足的维生素 D 可降低 2 型糖尿病、直肠肿瘤、乳腺肿瘤、卵巢肿瘤的罹患风险，降低自身免疫疾病比如多发性硬化病、1 型糖尿病、银屑病、系统性红斑狼疮、类风湿关节炎、自身免疫性甲状腺病等的发生风险。

晒太阳是最直接的补充维生素 D 的方式，而身体获取维生素 D 的过程，很像中医的"点阴为阳"：我们知道，胆固醇过高会导致血管硬化，所幸胆固醇可以在紫外线的照射下，转化为维生素 D，阳光能帮助胆固醇变"坏"为"好"！

海边的渔民、田间的农民很少有白胖的，很少有胆固醇高的，更很少有因为缺钙而骨质疏松的，这些都是肾不虚的表现，正是因为日光在助长着他们的阳气、肾阳。有一项荷兰的研究更能说明问题：每年 10 月后，男性的睾丸激素水平会下降，在来年 3 月降至最低，与之同步的是维生素 D 的降低。性激素降低意味着阳气不足，因为这一段时间的日照时间最短。你可能会问："直接吃维生素 D 不就行了？"首先，食物中含维生素 D 的比较少，如果借助补充剂，必须严格控制剂量，因为维生素

D 是脂溶性的，过量容易蓄积中毒，更重要的是，维生素 D 的获得只是晒太阳的好处之一。

2022 年 7 月《新英格兰医学杂志》发表研究：在基线血清 25- 羟基维生素 D 水平相对较高的中老年人群中，补充维生素 D_3 未能显著降低骨折的发生风险。虽然这一研究不能代表维生素 D 水平相对低的人群效果，但仍旧提示了一个趋势：维生素 D 的人为补充效果是不稳定的。

不过，我们从没听说过，晒太阳多了，骨质会由坚固变为疏松，就是因为维生素 D 只是科学到目前为止发现的日晒带来的好处之一，并不是全部，就像吃水果蔬菜对身体的营养价值，一定大于吃水果蔬菜中提取的维生素的营养价值。

我接触过很多名中医，他们在谈及补阳气时，都会提到"晒后背"的办法，很多名中医多年来都保持冬天阳光好的时候，坐在阳台上背对太阳晒上半小时的习惯。

中医讲，腹为阴，背为阳，后背是阳气巡行、集中的部位，很多体弱的人、有心脏病的人总觉得后背冷，包括感染新型冠状病毒之后，很多人增添了后背冷的毛病。这是因为新型冠状病毒是伤心脏的，心阳虚会影响到全身的阳气，后背这个主管阳气的部位自然先出问题。从西医角度讲，因为心脏功能受损或者虚弱，才反射到了后背。

后背有两条重要的经脉：一条是督脉，沿脊柱巡行，"总督一身之阳经"；另一条是足太阳膀胱经，这是全身最长的一条经脉。人体重要的脏腑都在腹部，后背则是强壮的肌肉，以此抗御外邪，保护脏腑，尤其是膀胱经。

《黄帝内经》讲"太阳主外"。足太阳膀胱经是"一身之藩篱"，是身体的御外边疆，凉风吹过，或者出汗之后，只要颈后部的风池穴或者后背受凉了，很多人就会立刻打喷嚏、流清涕，甚至诱发感冒。如果能及时站在太阳底下晒一晒后背，这些症状马上就消失了。这就说明，后背是损伤阳气和补充阳气的"必争之地"。如果足太阳膀胱经的阳气不足，身体的动能就会缺失，而且膀胱与肾相表里，晒后背的膀胱经也就有了直接补肾阳、增加身体火力的作用。

遗憾的是，2009 年的一项对北京和上海 50～70 岁人群的调查显示：86% 的人存在维生素 D 缺乏或不足问题，城镇居民维生素 D 缺乏的患病率明显高于乡村居民，这显然与缺乏日晒有关。既然如此，怎么把晒太阳变成你的日常呢？

1. 可以在室内晒太阳，但要打开窗，因为紫外线不能通过玻璃窗。

2. 如果晒后背，三伏天的最佳时间是上午 9~10 时，以及下午 4~5 时，总时长控制在 15～30 分钟为宜。初次晒背以身体能耐受为度，以稍稍发汗为宜，切忌大汗淋漓。如果是冬天，可以选择中午晒。

3. 夏天晒后背时不要裸晒，可以穿件薄的棉质衬衫，并保持通风。冬天可以穿黑色或深色衣服，因为黑色可以更好地吸收光线。

● （四）医疗过度
——为什么激素、抗生素会伤阳气？

西医治病时会用到激素、抗生素。对激素，人们大多没好印象。在此，我先要为激素鸣冤：激素不是毒药，关键时刻，它是可以救命的！

我们身体里的肾上腺，可以分泌一种激素，叫"糖皮质激素"。在身体发生炎症、过敏以及休克时，这种激素可以维稳。后来，这类激素通过合成技术被制造出来，可的松、地塞米松、泼尼松等带"松"字的激素都属于"糖皮质激素"。

身体自己分泌激素时，数量会本能地加以把控，但是作为药物使用时，为了治病，激素的使用往往超过身体分泌的量，问题也就随之而来了：除了能抗炎、抗过敏、抗休克，激素还会影响我们的身体对糖、蛋白质、脂肪、水电解质的代谢，长期、过量使用激素会发胖就是后果之一。

这也从另一个角度证实了激素是伤阳气的,因为激素导致的肥胖是"向心性肥胖",面部、腰腹部脂肪合成增加,而四肢组织的肌肉分解增加,以致出现一种"中间胖,周边瘦"的特殊的肥胖体态,这种体态正是激素打压阳气的证据。

《黄帝内经》中讲"清阳实四支(肢),浊阴归六腑",这句话描述的是一种自然的生理状态:饮食营养在六腑中转化为精微物质,继而输布四肢,四肢被精微物质充盈温暖着,保证了肌肉的体量和力量,而六腑也因为顺利代谢掉营养而及时清空,就此实现"六腑以通为用"。

使用激素后的"中间胖,周边瘦"正好与此相反,阳气被激素打压变弱之后,清阳无法抵达四肢,四肢就会消瘦。阳气不能有效地点化进入六腑的营养,蓄积下来就会"变宝为废",由此导致腰腹部肥胖。不仅如此,随着发胖,还会出现股骨头坏死,严重的必须换关节,而发胖和股骨头坏死,更是激素伤阳气的证据。

当年"非典"期间,为了救命,很多人不得不用大量激素,最后生命虽然保住了,但遗留了"股骨头坏死"的问题,甚至一辈子只能坐轮椅。从西医角度解释是因为激素导致血脂增高,脂肪栓影响了股骨头的血液供应;从中医角度讲,"肾主骨",中医的"肾"受损,才会累及骨头。

中医的"肾"是身体这棵大树的树根,能伤到肾经,凉到树根,足以说明激素的寒凉之性了。《黄帝内经》中讲:"脏寒生满病。其治宜灸焫……"其中"脏寒",指的是脏腑虚寒,"满病"除了脘腹胀满,还包括肥胖病所致的"啤酒肚"、腹部鼓满等。

对于"灸焫",唐代医家王冰注释说"火艾烧灼,谓之灸焫",意思是用艾火、艾条在人体穴位烧灼或熏烤,就是说当人体内里虚寒而发胖时要用艾火灸灼的办法,其实就是靠升举阳气来除满减肥。

除了激素，抗生素也有同样的问题，比如红霉素，不管是口服还是输液，都容易引起胃疼，吃一些温补脾胃的药物，胃疼会缓解，由此也可以反推红霉素的寒凉之性。

抗生素都是消炎的，炎症是细菌引起的，细菌是生命，杀死生命就要灭其阳气。西医的炎症标志是发炎的地方会"红肿热痛"，类似中医的"上火"，而炎症的"炎"就是两个"火"字，"火"和"炎"都是热性的，要去火、消炎肯定要用寒凉药物。

然而，长时间用寒凉药物，对炎症的治疗效果并不好。我之前讲过一个例子：有个中医院校毕业的医学生，被分配到了西医院，接诊了很多扁桃体发炎的人，这些人都是老病号，隔一段时间就会炎症复发。这个医生发现，如果单纯用抗生素消炎，治疗几次之后效果就不好了，病程延长，而且下次发作时间也会提前，于是，她就在开抗生素的同时，给病人开一些"能量合剂"，炎症消退得快，而且不容易复发。

"能量合剂"可以给细胞提供能量，相当于中医的补气药的作用。中医的气就是功能，补气药通过提升功能，可以增加身体的能量产出，当身体有了火力，就能对冲抗生素的寒凉之性。这种情况如果发生在中医院，这个医生估计会用到黄芪甚至人参之类的补气药，通过扶助正气来增加抗邪的力量。

中医治疗外感的名方"人参败毒散"，在古代就被誉为"治疫第一方"。方中用羌活、独活、前胡、柴胡等常被用来治疗外感的药物配人参，常用于气虚而外感风寒湿邪者，也被后世认定是"虚人外感第一方"。此方就是通过扶助正气、祛除邪气，驱邪的同时不伤阳气。

——为什么感冒之初不能用"蒲地蓝、板蓝根、抗病毒口服液"？

有网友咨询我：她上高中的儿子10天前感冒了，怕耽误学习，马上吃了"蒲地蓝消炎口服液"。结果，10天来一直咳嗽不停，为此学都上不了了。

我让她马上换成"橘红痰咳液",同时把橘子烤了,去掉烤焦的橘皮吃里面的烤橘子。第二天下午她就发微信给我:"在家休息了近10天,吃了两顿橘红的那个药就好了。"

之所以咳嗽10天不好,是因为她错用了寒凉药,助长了寒邪对阳气的损伤。

受寒、着凉是感冒的最大诱因,中医治病养生也特别强调"忌寒凉"。张仲景的《伤寒论》,用"寒"泛指一切外邪,包括风、寒、暑、湿、燥、火这六淫邪气。为什么用"寒"来代表,而不是用"风"或者"湿"来代表邪气?这是因为寒冷、低温是人体阳气的最大敌人,寒气伤人是"直折阳气","直折"意味着对阳气的损伤特别直接而且程度严重,是折断、断崖式的。

我们一旦感冒着凉,第一个表现就是打喷嚏、流鼻涕,而且往往受寒越重,鼻涕越多越清稀。鼻涕是什么?鼻涕是保护身体的一道屏障,时刻在对外御敌:鼻黏膜上分布着一层可以分泌黏液的"杯状细胞",一旦鼻黏膜受到细菌或病毒感染,"杯状细胞"的分泌功能就会增强,就此形成鼻涕来冲走致病菌。

之所以着凉之后而不是受热之后鼻涕分泌增加,是因为寒冷可以致病,身体早就将寒冷视为致病因了,因此才会在遇寒后马上启动抗击病毒细菌时的防护程序。感冒的人一般都有受凉的经历,只不过有的人受凉程度很轻,只是一阵凉风吹过,马上就流鼻涕、打喷嚏。这就提示你的阳气很虚,身体因为阳气虚,对寒凉的耐受度也会低。

经常运动甚至冬泳的人,早就练就了足以抗寒的阳气,他们很少感冒。相反,阳虚的人,一遇到风吹草动就会感冒。对他们而言,要补气养阳,可用的中医代表方就是"玉屏风散",即用黄芪、白术、防风固护体表,筑起御寒的"屏风"。要注意,这个"屏风"是要建立在体表的,因为体表是寒气入侵的第一道防线。

一旦受寒了，皮肤这个身体的"第一道屏障"，马上就处于收引状态。如果又用了寒凉药，一定会加重毛孔闭塞。"肺开窍于皮毛"，如果毛孔闭塞，就会导致肺气不宣，这时候，咳嗽就成了肺气唯一的宣泄通道。只要寒气没透出来，咳嗽就很难止住，必须用温药透散寒气，使毛孔打开。当肺气宣畅，受寒的后患才能停止。

帮前面提到的那个孩子止咳的杏仁、紫苏、陈皮、橘红都是温性的，如果他不是刚感冒就吃"蒲地蓝"，可能不至于咳嗽那么久。因为"蒲地蓝消炎口服液""板蓝根颗粒""抗病毒口服液"中含有板蓝根、蒲公英、大青叶、石膏等寒凉之品，感冒初起之时，它们会闭阻散寒的通道，虽然不是补药，但是可能产生感冒吃补药带来的"闭门留寇"问题，即把寒气留在身体里了。

"蒲地蓝消炎口服液""板蓝根颗粒""抗病毒口服液"这三种药只适合肺热很盛，体温很高，嗓子疼、红肿甚至化脓的症状，如果是受凉感冒伴有嗓子红、肿痛，也最好与"感冒清热颗粒"或者"通宣理肺丸"一起用，清热的时候不能忽视散寒解表。

张仲景的《伤寒论》中很少用到板蓝根、蒲公英，就算用石膏，也是配了麻黄的。比如"麻杏石甘汤"，用辛温的麻黄、杏仁配合寒凉的石膏，辛温发散的同时可以起到清热的作用，不仅是为了防止寒凉药物闭阻邪气外出通道，更是为了防止寒凉之品协同外邪一起伤阳气，这是因为《伤寒论》的"寒"还包含了对生命的不良影响。

《孟子·告子》中有一个故事：大家对孟子说，你经常能够见到皇上，你给他提一些合理的建议，让他执行宽厚的政策，利国利民。孟子说："吾见亦罕矣，吾退而寒之者至矣。"意思是我很少见到皇帝，而且我走了，那些给他出坏主意、馊主意的人就都过去了。"寒"就是给皇帝出坏主意，对皇帝有不良影响的人都过去了。张仲景用"伤寒"命名，不仅强调外邪，更强调了所有对阳气有损的致病因素。

有人可能觉得奇怪：感冒不都是病毒引起的吗？为什么"抗病毒口服液"不能治"病毒感冒"？

的确，感冒80%都是病毒引起的，但是中医治感冒不针对病毒，而是针对人。不论是什么病毒引起的，中医辨证都要根据人的病状来分寒热、虚实。只要具备受凉引起的、怕冷大于发热、嗓子不疼这三点，就是"风寒感冒"。这时候，不管是病毒引起的，还是细菌感染所致，都要用能温散肺气的药物，而不能用"蒲地蓝消炎口服液"或"板蓝根颗粒"，尤其不能用"抗病毒口服液"。这是因为这三种药中，"抗病毒口服液"的寒性最强，其次是"蒲地蓝消炎口服液"，再次是"板蓝根颗粒"，这三种药会不同程度地影响寒气的宣透，进而伤及阳气。

在此多说几句，"板蓝根颗粒""抗病毒口服液"这种中成药，在一定程度上是违背了中医理论基础制成的。这样用中药既没有体现中医精髓，更不是中医的强项。用这样的抗病毒力量去与西医的抗病毒药物对比，肯定要败下阵来。然而，这不是中医的错，中医用它们从来也不是针对病毒的，把它用在抗病毒上，只能说设计者的目标是错的。

——春天去火，孩子去火，都要特别谨慎

春天是最容易上火的季节，因为"春主生发"，身体机能在春天会复苏、提升，一旦提升过度就要上火，中医讲"气有余便是火"，多出来的功能就是"火"。

《黄帝内经》中说："春三月，此谓发陈。天地俱生，万物以荣。早卧早起，广步于庭。被发缓形，以使志生。生而勿杀，予而勿夺，赏而勿罚。此春气之应，养生之道也。逆之则伤肝，夏为寒变。奉长者少。"其中关键的一句是："生而勿杀。"这是春天的去火指南，提示我们："立春"之后的养生要做"加法"而不是"减法"，要鼓励而不要剿杀，过度去火会将刚复苏的生机扼杀在摇篮中。

功能多出来了，人就上火了，什么时候功能会多出来？就是身体在应对外界刺激时，也就是西医说的"应激反应"，从突发意外、面对危险，到日常的加班、熬夜，总之，只要是生活节奏突然发生变化，身体就要调遣出更多的功能、提升代谢率以应对。

上火时出现的各种红、肿、热、痛就是代谢升高的结果，人类就是凭借这个应激本能，才躲过了环境的巨变、野兽的袭击而繁衍至今的。因此，能应激、能上火其实是件幸事。就像在新型冠状病毒感染疫情中，很多老年人虽然被病毒感染，但是没症状，甚至出现"沉默型低氧血症"，就是因为他们的身体功能太弱了，没有应激能力。这样的人自然也不会上火，因为他们已经没什么生机了。

除了春天去火要谨慎，孩子、年轻人上火也要慎重处理，因为他们正处在生机盎然的年龄，不能去掉了"有余"又制造了"不足"。从长远看，会影响孩子未来的生长发育；从近处看，人会变得消沉，没活力。

之前有个女孩咨询我，她29岁，之前因为抑郁症去看中医，不知道这位中医是怎么辨证施治的，居然让她吃了很长时间的"龙胆泻肝丸"。难不成这位中医觉得抑郁就是肝郁，龙胆泻肝的"泻肝"就是疏肝？等咨询到我，这个女孩的典型表现是特别怕冷，特别疲劳，而且抑郁症还加重了。按理说，二十几岁正是火力壮，身体又没有其他问题的年龄，如此怕冷、消沉就是"龙胆泻肝丸"这种苦寒的去火药对阳气打压的恶果。

《黄帝内经》中说："逆之则伤肝，夏为寒变。奉长者少。"因为夏天是各种生命的长势高峰，这个"长"不只是孩子长个儿，还包括了身体各种机能的充分发挥，身体能量的足够生成，春天稚嫩的生机一旦受损，夏天的长势就会随之受累。

然而，春天毕竟是生发季节，孩子、年轻人也确实会比其他人更容易上火。怎么才能既不让上火消耗身体，又不至于因为去火损伤阳气呢？

这就要将内郁的火热透出去,而不是泻下去。

一来,透散是因势利导,顺应身体的规律,因为透散正好与春天的生发之势吻合,可以借力打力。二来,通过泻肚的办法去火,会折伤阳气,虽然在去火时有釜底抽薪的痛快,但是生机稚嫩时,"抽薪"过度会影响生机的后劲。

具体到去火的药物,通过泻肚去火的药物更适合冬天。冬天容易保暖过度,肥甘厚味吃得太多,会导致肺火内蕴,大肠积滞。这时候,可以用大黄、决明子之类的,通腑气以清肺气,这也是"冬吃萝卜夏吃姜"的道理。

春天去火,最好选能入肺、三焦经的药物。"三焦"是脏腑之间的空隙,负责气机运行的,通调三焦可以保证脏腑功能协调、不拥堵,能更高效地避免郁热的产生。

肺是"开窍于皮毛",皮肤是全身最大的器官,是身体与外界能量交换的重要场所和渠道。相比每天一到两次的大便来说,皮肤的能量交换无时无刻不在进行,尤其是春天,借生发之势,交换速度更快。

要知道,一个成年人的体表面积可以达到 1.6 平方米,相当于一张榻榻米的面积。如此宽大的场所,可以迅速地把肺和皮肤这个"闭环"中蓄积的能量散出去,从失衡变平衡。比如桑叶、菊花、薄荷,它们都是春天去火应该用的,它们也是中医经典《温病条辨》中的名方"桑菊饮"的组成部分,"桑菊饮"就是现在治疗春瘟感冒的"桑菊感冒片"的前身。

这是一个很成熟的中成药了,其中以桑叶、菊花为君药,配以薄荷、连翘等,不仅能疏散风热之邪,还能透散肺经肝经的郁热,使内热能从体表这个渠道散发出去,避免内热过盛而引发燎原之火。

在这些药物之外,特别值得一提的是栀子,就是春天开花的栀子花的果实,栀子不仅能清热去火,而且可以消除烦躁,因为它不仅入肺经,还入心经。

春天很多人会失眠心烦，这也是生发过度的表现之一，针对这种状态，《伤寒论》中早就给了名方"栀子豉汤"，治疗的是"身热心烦、虚烦不得眠，或心中懊侬、反复颠倒，或心中窒，或心中结痛……"

"栀子豉汤"只有两味药，就是栀子配香豉，栀子为君药。与同样去火的大黄、番泻叶不同的是，栀子不是通过泻肚去火，而是散热去火，凉血去火，这就不仅保证了去火不伤正，而且还能平复心火导致的各种焦虑、烦躁这些容易与春之生发同时出现的失衡问题。

——《黄帝内经》中的"若所爱在外"是最高级的育儿指南

《黄帝内经》中说："夏三月，此谓蕃秀。天地气交，万物华实。夜卧早起，无厌于日。使志无怒，使华英成秀。使气得泄，若所爱在外。此夏气之应，养长之道也。逆之则伤心……"

意思是说，夏天，人要像怒放的花儿一样，要充分盛开，有如此昂扬的身体机能，就要有与之相配的雀跃的心情，否则就要"伤心"。这个"伤心"不光包括了夏天炎热对心气心阴的耗损，还包括夏天没能充分舒展的心境，要做到原文中说的"使志无怒"。

"怒"是"心"字上面有个"奴隶"的"奴"，心受奴役的时候人才会"怒"。当我们有了妄念，变得贪心时，心就成了贪妄的奴隶，当贪心得不到满足时，人就会恼羞成怒，由此消耗身心。

夏天对应着心，夏天本身就容易上心火，如果心火过盛，人就要焦虑了，好像被关在屋子里，会急得百爪挠心。这个关你的"屋子"，有时候就是你自己心中的妄念，就是过高的欲望。

也就是说，夏天被过度的欲望所伤就是"使志怒"，但是夏天不能没有欲望，欲望的程度最好能符合"若所爱在外"：总觉得自己喜欢的，热爱的人或者事情就在外边呼唤着，让你心旌摇曳，蠢蠢欲动。这样的心境才能使你身体的生机，随着"春生夏长"中的"长"，走向一年中的机能峰顶。

自然界有四季，人生也有四季，孩童时期就是人生的夏天。中医讲，孩子"心常有余"，意思是说，孩子的心火是相对过盛的，有余的，因为心火是孩子的生机，是生命这支蜡烛上的火苗。孩童时期，人生刚开始，火苗要尽快旺起来，才能保证生长发育，因此，心火盛在孩子中不能算病。

就是这个原因，孩子很难乖乖地坐在那里，学习时也不容易集中精神，只要外边有点动静，马上就浮躁起来，呈现"若所爱在外"的样子。这些被老师批评的小毛病，其实正是孩子的天性，只能因势利导，不能一味打压。

除非是"多动症"这种疾病状态，如果看中医，会从清心火入手去治疗。如果管束过度，孩子被管得太乖了，连"怒"都不会了，也就失去了创造性，而创造性本身就是生机和活力的体现。

夏天因为上心火而心烦，睡眠不安，舌尖长口疮，小便黄赤。这时候，用点百合、麦冬、竹叶、莲子心、灯芯草代茶饮就可以解决。这些药物性质平和，可以将过盛的心火平复到夏天应有的正常状态，也适合孩子稚嫩的生机。

相反，如果用了大剂量黄连，心火去得太过，虽然上述的心火盛问题没有了，但是人也容易进入消沉状态，脾胃变得寒凉，身体火力也会不足，这就犯了"寒凉直折阳气"的清火大忌。

阳气就是身体的功能以及由功能产生的能量：阳气不足，功能弱，人就会疲乏懒惰；阳气不足，能量产生少，人就会怕冷畏寒。阳气不足的人，很难有积极、阳光的心态，很难被"若所爱在外"的诱惑打动。如果是成年人也就罢了，如果是年轻人甚至是孩子，他们的人生才刚开始，就已经未老先衰了。

——保护甲状腺就是保护肾阳

甲状腺结节现在高发，因为怕癌变，很多人会切掉甲状腺。然而，甲状腺是干什么的？值不值得手术？其实人们并不太知道。

甲状腺分泌的甲状腺素，是控制身体能量使用速度，帮助身体制造蛋白质，调节身体对其他激素的敏感性的激素，它的这些功能很像中医中所说的"肾阳"。

"肾阳"是全身阳气的根本，是我们身体里的"太阳"。甲状腺素就是我们身体的"活力素"，一旦甲状腺素分泌减少，我们表现出的症状就很像中医所说的肾阳虚。比如：记忆力减退，反应迟钝；心动过缓，血压低；肌肉软弱无力；闭经，阳痿，性欲减退——呈现出老年人才有的垂暮状态。也就是说，甲状腺素不足时，人会提前衰老，加速肥胖，尤其是"湿胖"。

"甲减"（甲状腺功能减退症）中有一个病状，叫"黏液性水肿"。这是由于甲状腺激素缺乏而引起的代谢低下，导致全身组织间隙中堆积了大量黏液性物质，这种物质叫"黏蛋白"。它的亲水力极强，能吸聚大量水分。

身体组织间隙中水分多了，皮肤就会肿胀，人就显得胖胖涨涨的，很臃肿，尤其是眼袋、下巴这些组织疏松部位，会最先受累。人有了眼袋、双下巴后会特别显老，这就是不折不扣的"湿胖"了。

这里所说的黏蛋白相当于中医中所说的阴，之所以蓄积过多，是因为甲状腺激素少了，阳气不足以点化这些阴。虽然"湿胖"者并非全因为"甲减"，但甲状腺功能偏低或者踩在正常指标上下，在女性中很常见，特别是手术切除甲状腺的，必然影响甲状腺功能。这种阴胜于阳的"湿胖"更是在所难免，这也符合清代名医程文囿在《医述》中说的："肥人之身，以火为宝。"因为过度治疗而切除甲状腺，让他们失去了火力。

过去经济不发达时，我国有些地区有一种流行病，整个村子的人都很矮小，被称为"矮子村"。这些人患的病是"地方性克汀病"，之所以患上这种病，是由于胚胎期和新生儿期严重缺碘，影响了甲状腺激素合成。由于"活力素"不足，从新生儿时起，就从根子上影响了发育，导致这种人不仅个子矮小，而且表情呆滞，颜面苍白虚肿，头发脱落，体重增加，性发育迟缓，呈现出的便是阳虚时、老年时的肤色和样貌，这也从另一个角度验证了甲状腺素对生机的影响。

然而，中国人对甲状腺这种重要器官的干预却出奇大胆！只要有结节就担心癌变，就要手术，这之中有几点值得和大家说清楚：

首先，甲状腺癌被医生称为"幸福癌"，如果人生必须选择一种癌的话，一定要选甲状腺癌，因为患甲状腺癌的绝大多数患者在术后五年的生存率，可以达到90%以上，而且术后复发率低，预后良好。也就是说，甲状腺癌是可以治愈的，并非绝症。

甲状腺癌中最常见的是乳头状癌，恶性程度低，预后良好，虽然早期可能会出现颈部淋巴结转移，但是经过甲状腺癌改良根治术治疗之后，几乎不对预后产生影响。还有一种是滤泡状癌，预后不如乳头状癌，但是因为一般很早就出现症状，所以很容易在早期被发现。最坏的甲状腺癌是未分化癌，预后差，但是幸运的是，这种癌的发病数量很少。

还有一点更重要：甲状腺结节恶变为甲状腺癌的可能性并不高。有数据显示：甲状腺结节发病率为19%~67%，有80%~90%结节为良性，仅有5%~10%的甲状腺癌患者才可能需要手术。

之所以甲状腺结节高发，主要是因为现在的检查手段普及了，颈部彩超已纳入常规体检项目，而且彩超的敏感性比过去更高，对2毫米的病变也可以及时发现，但是这并不是对甲状腺结节过度治疗的理由。

手术中甲状腺组织会被切除，如果切除过多，就会导致无法分泌足量的甲状腺激素，很多人就因此罹患"甲减"，需要终身服用药物替代失去的甲状腺功能。

然而，即便服药，很多人仍旧处于"甲减""甲低"状态，在这种状态下，他们的身体代谢率最多可低至正常的50%，这不仅人为提前了身体衰老，也使得"湿胖"更容易发生。

如果已经错误地切除了甲状腺，除了要坚持服药补充甲状腺素，还要根据甲状腺功能的变化，随时调节药物用量。与此同时，可以借助中医的补气养阳药物，改善"甲减""甲低"导致的肾阳虚：以疲劳为主的可以用"补中益气丸"，以畏寒为主的可以用"金匮肾气丸"，前者补气，后者补阳。

气是功能，阳是功能产生的能量，所以气和阳是在一个方向上的不同程度，气虚严重的会导致阳虚，这是因为功能弱就会产能不足。如果能及时改善气虚，可以在一定程度上减缓向阳虚的发展。

●（五）欲望过高

——欲望－实力＝上火

之前，我写过一本书《不上火的生活》，这本书再版过多次，始终卖得特别好，就是因为人人都觉得自己在上火，为什么会如此？先要知道人为什么会上火。

中医讲"气有余便是火"，"气"指的就是功能，突然间有个什么事情要应急的时候，身体会调动潜能来应对，功能可能就因此多出来了，气就有余了，就会上火，这在西医学上属于身体的"应激反应"。

历史上有个著名故事：李广射虎。这是记载在司马迁写的《史记》里的。原文是："广出猎，见草中石，以为虎而射之，中石没镞。视之，石也，因复更射之，终不能复入石矣。"

大概意思是，李广打猎的时候，突然遇到了老虎，他吓坏了，马上拉弓射箭，一箭射中老虎，就此躲过一劫。等到第二天白天，李广又去那个射中老虎的地方看，才发现那根本不是老虎，只是一个像老虎的石头,他当时居然把石头射穿了!这个时候,李广再次拉弓射箭,却怎么也射不进石头了……

之所以李广那天晚上能超常发挥,就是因为当时他的求生欲特别强,因此调遣出了身体潜能,使功能超水平发挥。倘若这些超出常规的功能和能量无处施展,就会以"火"的形式表现出来:热、肿、痛、烦、躁。这些病状类似于自然界中的"火",很多人在遇到大事之后会长口疮,起痘痘,就是身体应激后的痕迹,是多余的能量无处宣泄导致的。

现在的人上火很普遍,因为我们天天都在应激,这个应激有时不是应对外来因素,而是内里,强迫自己去应对的是我们的欲望。

我在《不上火的生活》这本书里提到过一个公式:

"上火 = 欲望 – 实力"。你的欲望和你的实力相差越大,这个公式的差值就越大,上的火越大。比如你的领导让你明天交设计方案,但是所有需要的材料下周才能到,你明天不交给领导就会被骂,甚至被"炒鱿鱼",你就会着急上火,这正是因为你要达到领导要求的这个欲望,超过了你的实力。

社会越发达,见识的东西越多,人的欲望也很容易被提高,但实力不是一天两天就能提高的,欲望与实力相差得就会更大,上火的人也就比比皆是了。

我有一个朋友常年失眠,疫情中被隔离,更是百无聊赖。有一天,她突然想吃北京"稻香村"的蒜肠,而且必须马上吃到,吃不到就百爪挠心,很难受。她赶紧戴着口罩下楼去买,回家的路上就把"蒜肠"吃完了,一下人就踏实了。

是她的身体真的缺蒜肠,还是我们说的"胃喜为补"?不是,是她的心理需求过度,蒜肠满足的是她的心理需求。这就是焦虑,在中医看来就属于心火盛,如果这种人不去心火,很可能吃成一个胖子。他们的减肥药自然不应该是泻药，而是"牛黄清心丸"这类的，它不是作用于消化系统，而是作用于神经系统，通过清心火抑制食欲，这也正是因为"牛黄清心丸"的性味是苦的，苦可以清心火。心火于胖子，往往就是他们过亢的食欲。

——补肾为什么也要吃苦味的?

既然肾阳是一身阳气的根本，平时除了注意补肾阳，还要避免损伤肾阳。什么会损伤肾阳呢? 最值得重视的就是欲望，这个欲望包括性欲以及其他超过身体所能、所需的要求或奢望，因为这些都是在为难身体，肾阳在勉为其难中就要被耗竭。

欲望来自大脑，被欲望纠缠时，大脑就要做功。大脑的能耗是全身最高的，它的过度使用对身体的打击也是最重、最深的。现在很多人头发早早就白了，就是用脑过度的结果，这是因为"脑为髓海""肾生髓"，用脑过度就是耗空髓海的过程。肾"其华在发"，肾气旺盛的时候，身体才有充裕的能量顾及头发这个次要组织，一旦肾虚，能量开始亏欠，头发的营养就会最先被断掉。

肾阴肾阳是相互依仗的，并遵从前面说的阴阳转化规律。肾阴是基础，类似蜡烛，肾阳是基础上产生的功能，类似蜡烛上的火苗。肾阳虚就是火苗不旺，如果蜡烛被消耗得又细又小，火苗肯定不会旺。因此，要想保护元阳、肾阳，就要避免对肾阴的过度耗伤，火苗不能过旺，这就是《黄帝内经》中说的"肾欲坚，急食苦以坚之"。

"肾"与"坚"的繁体字上部都是"臤"，段玉裁注"谓握之固"也，意为牢固、坚固，要通过"急食苦"才能使肾阴这个"蜡烛"变得坚固。

孩子小时候总喜欢吃手，吃手就是他们的欲望。为了改掉这个毛病，家长就会在孩子的手指上抹点苦瓜汁，孩子吃手的毛病很快就改过来了。因为一吃手就尝到了苦味，苦味可以给人败兴，可以打压过高的欲望，包括食欲。欲望小了，火苗不过旺，蜡烛就节约下来，这也是"知柏地黄丸"这个补肾药的功效。

"知柏地黄丸"是在"六味地黄丸"的基础上加了黄柏、知母，也是"地黄丸"系列中，唯一一个寓补于攻的药物，像"杞菊地黄丸""麦味地黄丸""归芍地黄丸"，基本都是纯补的，唯独"知柏地黄丸"在补的同时可以去火，这个去火就是适度地打压、节制欲望。

有些年轻人，已经因性欲过度而导致性功能障碍了。按照医嘱，应该节制性欲，但是他们做不到，每天都想着这件事。这时候，不是靠心理安抚能有用的，因为这是病态，就要用"知柏地黄丸"。"知柏地黄丸"中包含的"六味地黄丸"，是开源的，知母、黄柏则是节流的，这是因为黄柏和知母都入肾经，而且是苦味的。入肾经的苦味比入肺经的苦味苦的程度更深，对虚亢的阳气打压更重，用它们可以扑灭"相火"，"相火"就是过亢的欲望。

我大学毕业跟着老师实习时，老师特别嘱咐：对年轻病人，"知柏地黄丸"只适合阴虚火旺，潮热盗汗，口干咽痛，耳鸣遗精，性欲亢奋难以抑制等症状出现时，这时这个人也因为虚火被烧得偏瘦了。一旦这些症状减轻，就需要马上停药，这是因为它不像"六味地黄丸"，就是单纯地坚阴补肾，"知柏地黄丸"是通过泻火来坚阴的，长期服用或者过度服用会打压正常的生机和欲望。对年轻人而言，生机和欲望决定了他们的活力，老师之所以会这么嘱咐，可见非"知柏地黄丸"之苦，不能抑制耗伤肾阴的欲望。

虽然欲望过亢到需要服药的人是少数，但这个道理对所有人都是提示：想身体的火苗燃烧得更长久，不仅不能人为地挑亮火苗，必要时还要调小火苗的亮度，以便节约蜡烛。出家人生活贫寒，饮食粗陋，但是能活到天年，就是因为他们的欲望很低，火苗不过旺。

至于长寿的人，如果问他们长寿的秘方，肯定有个共性：心大，什么都不往心里去。因为心大了，事就小了，这样人的欲望也会很低，就算不补肾，没吃苦味药物，客观上也有了"苦以坚之"的补肾效果。

●（六）用脑过度
——为什么越累越胖？

现在有个流行语："过劳肥"。越累越忙反而越胖，这也是很多人的深切体会。按理说，劳累是要消耗能量的，应该更瘦才对，为什么会导致"过劳肥"呢？

因为现在说的"过劳"，很少是体力之劳，至少不全是体力之劳。现在身体中最过劳的是大脑，即便不是脑力劳动者，只要在"卷"或者被"卷"，都会用脑甚至是过度用脑，这就是"过劳肥"的关键。

当疾病、损伤袭来时，身体为了应对，就要调遣出血糖以备能量之需，特别是心脑损伤或有严重的骨折、创伤时，损伤越能危及生命，血糖就越有升高的可能。即便这个人平时没有糖尿病，住院检查时也往往会发现血糖高，这就是"应激反应"，是身体在自救。

这种情况在情绪紧张时也会发生，遇到足以引起心情紧张、情绪波动的事情时，身体知道"要有大事发生"，为了应对大事就要调遣血糖以应急。这就和遇到老虎追赶时，心率会加快的道理是一样的，需要借此增加身体的供氧量来做出应激反应。我们的先人就是凭借这个本能活了下来，"应激反应"的基因就在我们的骨子里。

现在虽然没有老虎追赶，也很少遇到伤身的大事，但是生活的压力加大，竞争更加激烈了，身体长期处于慢性的应激之中。冥思苦想、发愁忧虑的时候，身体同样会调遣血糖来保证大脑供能。如果你每天都在应激，而且一个接着一个，从情绪上已经麻木了、适应了，"虱子多了不痒"了，但是血糖的调遣每次都照做，这些多出来的血糖用不了，只能变成脂肪储存起来。

人就是这样被"压"胖的。而且，压力大的时候人会自己寻找宣泄口，吃东西就是最好的办法。很多人在失恋、离婚、丢掉工作后突然发胖，一来是身体要应对情感波动的刺激，二来就是用吃来宣泄和弥补的结果，在医学上称为"饕餮综合征"。

从中医角度讲，心属于火，五行中，火是生土的，应激的情绪焦虑会影响到心，火是土之母，母虚子就弱。脾气随着思劳过度而运化能力下降，脂肪运化不了，人就发胖，再加上用脑过度的人，也少有运动的时间和习惯，脑累而身闲，这就又加重了胖的可能。

怎么在想借吃来减压时管住嘴？

首先是找到其他的兴奋点，把对食物的关注引开。如果非进食不可，可以试试"肉桂咖啡"，就是在咖啡里加肉桂粉，既时尚、味道好，还能发挥肉桂的减肥作用。

前面我们讲"金匮肾气丸"时提到过附子、肉桂，这两种药物能温补肾阳，帮助增加代谢能力。入药的肉桂和我们炖肉时的肉桂以及咖啡馆里肉桂粉的肉桂是同一种，就是桂树的树皮。中药里的桂枝是桂树的嫩枝，肉桂温补肾阳的力量比桂枝更强。

《美国临床营养学杂志》刊登过肉桂补充剂对糖尿病前期患者血糖水平的影响，结果显示：每天服用4克肉桂，坚持4周，肉桂通过改善葡萄糖代谢的能力，可以显著降低肥胖和超重糖尿病前期个体的血糖浓度。对血糖的控制，意味着对脂肪沉积的控制，这一点与肉桂温补肾阳、增加火力的功效是一致的。

可以在日常喝的咖啡中加肉桂粉，如果想再减热量，可以用黑咖啡配肉桂粉，一点牛奶和糖都不加。其实，我倒更认同在咖啡加牛奶的基础上再加肉桂粉，牛奶是蛋白质的优质来源，牛奶的那点热量不至于导致肥胖，加了牛奶的咖啡味道更好。还有就是，很多人担心牛奶是阴寒的，不敢喝。其实，牛奶并不寒，只不过奶是从血而来，作为营养物质，它的阴性更强，更需要有足够的阳气去运化，加了肉桂之后，增加了身体运化牛奶的阳气,也不用担心牛奶运化不了而生变了。

——肾虚就是"身体过用综合征"

"肾虚"是大家熟悉的中医概念,也是最容易误会的概念,人们总是把"肾虚"等同于性功能障碍,甚至将其作为荤笑话的素材;或者觉得是自己的肾脏有病了,担心肾脏不能排毒了会要命。总之觉得问题既尴尬又严重,身体要全面崩溃了。

其实,这是你对中医的"肾"的概念不了解。中医的"肾虚"与西医的肾炎无关,也不只包括性功能。"肾虚"是个全身问题,简单地讲,"肾虚"是人体过度使用的结果。

中医的"肾"相当于人体这棵大树的树根,脾、肺、肝、心都是树根上长出的树叶、树枝。之所以肾虚被中医重视,是因为它意味着大树伤根了,而且无论是心脏病还是肝炎、糖尿病,甚至是一些陈旧的损伤、慢性的小毛病,发展到后来,都会变成"肾虚"。所谓"久病及肾",就是因为长期、慢性的损伤和疾病,对器官组织就是一种过度使用,就像树叶、树枝正好长在风口中,不断摇曳就可能被刮断,久而久之就要动摇树根。

老年人到了七八十岁甚至有了更长的寿命,身体一直在使用中,肾虚于他们就是自然衰老。如果是一个三十多岁的人,某个器官组织过度使用,比如抽烟时烟熏火燎,就是对肺的过度使用,最终可能会导致人罹患肺癌;比如嚼槟榔的人,粗肆的槟榔反复咀嚼,就是对口腔黏膜的过度使用,最终可能会让人得上口腔癌;比如喝酒的人,酒精让肝脏不断代谢,就是对肝脏的过度使用,最终也许会使人难逃肝癌;欲念难以克制的人,就是对生殖机能的过度使用,最终会导致这类人出现性功能障碍。

正常情况下,癌症和性功能障碍在老年状态中是更容易发生的,这是因为在自然的增龄中，器官"超期服役"了，年龄不高但罹患癌症和性功能障碍，多是过度使用的缘故，身体提前出现虚损状态，提前"肾虚"了。因此，中医治疗各种器官的"癌前变"、性功能障碍，要用补肾的药物来逆转，这些都意味着肾虚就是身体过用的结果。

和肺、肝、食管、口腔黏膜等器官过度使用导致的肾虚相比，大脑过度使用是对肾这个根子最为"垂直"的打击，中医治疗脑力不足的痴呆要用补肾药，已经有数千年的历史，而现在的研究也发现，补肾药可以增强细胞能量代谢、神经营养因子表达和胆碱能神经元数量与功能，减少神经毒素生成，减少神经元死亡，促进神经元存活与再生。也就是说，补肾就是补脑，就是促智，这也是用脑过度导致肾虚的反证。

《黄帝内经》中说，"脑为髓之海"，又说："髓海有余，则轻劲多力，自过其度；髓海不足，则脑转耳鸣，胫痠眩冒，目无所见，懈怠安卧。"《类经》中说："凡骨之有髓，惟脑为最巨，故诸髓皆属于脑，而脑为髓之海。"这些都说明，脑肾是同源的，用脑过度伤肾，而中医的肾，是物质代谢和能量代谢的最深层。"肾虚"时，能量代谢最弱，肾阳虚是最深的阳虚，如此虚弱的阳气，就算少吃，也无力点阴为阳。无力将有形的食物和脂肪化为无形的能量，自然也就从根基上导致了脂肪的堆积。

之所以人们说到"肾虚"时，不是想到肥胖，而是想到性功能，也是有道理的。性功能障碍是"肾"这个树根衰败时折断的第一根树枝，因为"肾虚"意味着自身根基不稳，这时候繁育的后代，质量肯定不好，为了保证物种的繁衍质量，"肾虚"时终止或者暂时中止生殖功能，是物种进化出的本能，毕竟性启动时消耗的能量，特别是对男性来说，要比其他功能更多。"肾虚"时断掉生殖机能，对身体的节能也是最高效的。

我之前出过一本书，叫《肾虚不是病》，起这个名字不是为了安抚肾虚者，而是想要提示肾虚者："肾虚"虽然没有确定的疾病那么吓人，但它是生命的根基动摇了,根基不稳带来的问题可能并不比确定的疾病轻,好在通过正确、及时的补肾,可以维稳根基,所有"肾虚"问题都可以迎刃而解。从这个角度来说,补肾能包治百病并不为过,因为这百病都是在"肾虚"的基础上发生的,是根基不稳的这棵大树上,树枝、树叶先后出问题罢了。

减肥就是最好的"抗炎"

前几年流行的健康概念是"减糖",很多人开始少吃糖甚至忌碳水。大约从去年开始,"抗炎"又成了健康新宠,很多食物因号称能"抗炎"而热卖。

嗓子疼、拉肚子时医生才会说有"炎症",平时没病时,为什么也要"抗炎"?想了解这个,先要明白炎症到底是什么,也便于你理解到底需不需要特殊地去"抗炎"。

发炎是免疫力强的表现,
但发炎后形成的复合物会导致炎症

平时我们所说的炎症、发炎,多是细菌感染引起的感染性炎症。当细菌侵入体内,我们血液中的免疫细胞就会迅速跑过去围剿细菌,由此就形成了红肿热痛的局部表现。这就是发炎了,也意味着正邪开始交争。

因此,身体能发炎是件好事,使人体具备防御能力,是免疫力强的表现。反过来,如果细菌进来了,身体连围剿的能力都没有,任细菌病毒长驱直入,那就只能束手就擒,一病不起了。

不过,有时候,炎症是有害的,如果身体的免疫细胞开始对自身进行攻击,围剿自身的组织,就会形成"免疫复合物"。这种复合物也会导致炎症，而这种"炎症"就成了很多疾病的起因。

比如，严重时需要换肾的"肾小球炎"，最初是因为感染了链球菌。当免疫细胞和细菌"火并"之后形成的"免疫复合物"沉积在肾小球基底膜时，就会因为损伤肾小球而致炎。再比如，可以让关节永久变形的类风湿性关节炎，是免疫细胞围剿类风湿因子后结合形成的"免疫复合物"沉积于关节骨膜、皮下组织而致炎。

炎症可以导致衰老，衰老促使癌症出现

不管损伤是来自外部还是来自内部，只要有损伤，就会有炎症，身体就要启动修复。修复的次数越多，出错的可能性就越大。因为修复需要能量，在长期的、不断的修复过程中，能量供应不足，修复就要出错，新生的细胞就会"长歪"了，癌细胞就是"长歪"了的细胞之一。

食管癌、胃癌、肝癌、肠癌等，很多都是从慢性食管炎、慢性胃炎、慢性肝炎、慢性肠炎发展而成的。这些炎症变成癌症的过程，就是中医说的"久病及肾"。因此，可以说癌症就是"肾虚"的结果。

之所以癌症多发生于老年人，就是因为年老自然会肾虚，而年轻人得肿瘤的部位，一定是提前衰老的"局部肾虚"部位。之所以要抗炎，也正是因为炎症可以导致衰老，衰老促使癌症出现，而衰老在中医中就属于"肾虚"。因此，抗炎是必须的，而抗炎就必须补肾。

为什么肥胖会和"炎症"扯上关系？

因为从原理上讲：你不是在发胖，而是在发炎！

前面我们讲了，人体的脂肪分为"白色脂肪"和"褐色脂肪"，"白色脂肪"会储存摄入体内的多余热量，如果在体内积聚过多就会形成肥胖。"褐色脂肪"则是一种天然耗能型脂肪，可以通过燃烧摄入的糖来产生热量，而不是以脂肪的形式将其存储起来。

肥胖者正好是"白色脂肪"多，这些脂肪不仅能储存能量和沉积脂肪，同时也是一个内分泌器官。像胰岛会分泌胰岛素一样，"白色脂肪"可以分泌许多"细胞因子"。

新型冠状病毒感染疫情严重时，很多年轻患者感染后死亡，医生解释说，他们不是死于病毒本身，而是死于自己身体产生的"免疫风暴"。"免疫风暴"其实就是"细胞因子风暴"，是一种致命的不正常免疫状态。

正常免疫状态下，我们的免疫系统处于可控状态，不会伤害我们自己的身体，只会对外作战。然而，在"免疫风暴"状态下，各种免疫细胞快速增殖、高度活化，产生大量的"细胞因子"。在杀伤外敌的同时，这些"细胞因子"也对人体自身进行围剿，开始破坏。很多病毒感染的最后阶段，"免疫风暴""细胞因子风暴"才是夺命杀手，比如禽流感、埃博拉出血热、"非典"、新型冠状病毒感染等等。

在肥胖状态下，"白色脂肪"会不断分泌各种"细胞因子"，虽然不至于引起"免疫风暴""细胞因子风暴"，但是会使全身处于慢性炎症状态。糖尿病、心脑血管病则是慢性炎症刺激、"细胞因子"自我伤害的结果。

与此同时，负责守卫防线的免疫细胞，因为长期应对外敌而筋疲力尽，逐渐失去功能，就此发生"免疫细胞耗竭"。当免疫细胞对癌细胞失去了"免疫监控"能力，一边是慢性炎症诱发癌变，一边是身体无法及时发现和清除正在癌变的细胞，二者叠加，癌症就会伴随肥胖而来，特别是乳腺癌、结肠癌、子宫内膜癌等都与肥胖有密切关系。也就是说，发胖的同时就是在发炎，想要抗炎，必须减肥。

要减肥，不仅要选择抗炎食物，还需要借助补肾的中药

随着"抗炎"概念的提出，市面上出现了很多"抗炎食物"，其实大多是在炒作概念，并无新奇之处。

简单而言，能让你变胖的都是"发炎食物"，比如快餐饮食、精制饮食、高糖高脂饮食；富含反式脂肪酸的加工食品，如饼干、糕点、冰激凌等；含饱和脂肪酸较多的肥肉、红肉等；以及甜味饮料、精制米面。相反，热量低的、加工少的，都是"抗炎食物"，比如全谷物和水果，深绿色叶菜、菜花、洋葱、大蒜、坚果，富含不饱和脂肪酸的鱼类等。

在利用食物"抗炎"的同时，还应该借助补肾的中药。因为肥胖是肾虚的结果，肾虚时也正是"褐色脂肪"减少、"白色脂肪"膨大严重之时，慢性炎症的长期刺激则是"久病及肾"的过程。从这个意义上说，补肾就是抗炎。

之前我有个咨询者，是个70多岁的男性，新型冠状病毒感染疫情开始之前被查出患有早期食管癌，当他准备手术时疫情严重，手术只能暂停。他担心病情加重，咨询到我，我建议他一边吃"六味地黄丸"，一边等待手术。半年多之后，医院终于解封，当他可以做手术时，食管的各种不适已经明显好转，这就是因为食管炎癌变的过程是肾虚加重的过程，"六味地黄丸"及时补肾，减缓了肾虚的进程，也就牵制了炎症向癌症转化的过程。

由此落回"湿胖"人群，如果你能通过饮食运动减肥，从"湿胖"变为"精壮"，减少了能分泌"细胞因子"的"白色脂肪"，客观上也就达到了抗炎、补肾的目的。

第 4 章

"湿胖"可以被"气"出来

人是可以被"气"胖的

人是可以被"气"胖的，越生气越胖。

愤怒、敌意、抑郁等异常情绪
居然可以成为糖尿病诱因

我先讲一个真实的例子：我有一个朋友，女儿恋爱时她不同意，母女俩为此对峙半年多，她几乎每天都在生气。最后，女儿偷了户口本去登记，结婚变成既成事实后，她也就只能默认了。

不久后，她总是感觉口渴，即使多喝水也不解渴，便向我咨询。我请她先查个血糖，可她觉得完全没必要：一来她的家人没有遗传糖尿病，父母都不是糖尿病患者；二来，她在饮食方面十分注意，从不摄入高糖的食物。

之后，她口渴的情况不断加重，最后还是去查了血糖。结果显示，她不仅血糖高，甚至已经高到了"酮中毒"的程度，而且必须马上输液治疗。在急诊室输液的时候，她才告诉我之前和女儿发生的这段冲突的始末。我顿时感觉，无须多言，她就是《黄帝内经》中说的："刚则多怒，怒则气上逆，胸中蓄积，血气逆留，髋皮充肌，血脉不行，转而为热，热则消肌肤，故为消瘅。""消瘅"就是消渴，就是糖尿病的意思。

糖尿病是因为血糖高引起的，血糖什么时候会升高？准备干活、运动，身体遇到大事，需要紧急应对的时候，这是因为血糖可以最快提供身体所需的能量。之所以低血糖时会晕倒，浑身没力气，就是因为身体没能量了。危急时刻，身体首先要升高血糖以保证供能。

有研究发现，愤怒、敌意、抑郁是糖尿病诱因，因为这些异常情绪都会给身体一个"将有大事发生"的错觉，由此误导身体升高血糖。频繁地生气，就会使血糖长期处于高位，久而久之，糖尿病就形成了。

早在《黄帝内经》时代，先人们已经意识到了这一点，而且详细描述了导致糖尿病的原因。一方面，"此人必数食甘美而多肥也，肥者令人内热，甘者令人中满，故其气上溢，转为消渴"，这就是吃得太多太好，热量太高了，由此导致了糖尿病。另一个方面，"人之善病消瘅者……其心刚，刚则多怒，怒则气上逆……故为消瘅"，意思是生气、气郁，可以导致血糖升高而变成糖尿病。

因为情绪导致的"糖皮质激素"分泌会导致肥胖

之所以在本小节中提到糖尿病，是因为肥胖人很容易患糖尿病，而糖尿病患者也多是胖子。糖尿病和肥胖是同一个发病基础：能量过盛而消耗不掉。为什么会消耗不掉？从西医上讲就是身体错误应激，总处于"如临大敌"的状态。

应激状态下，我们的身体可以分泌一种激素，这就是"糖皮质激素"，也被称为"压力激素"。糖皮质激素可以帮助控制身体对脂肪、蛋白质和碳水化合物的使用。前面说过，很多人生病住院，就算之前没有血糖问题，也可能一过性地出现血糖升高，这就是"糖皮质激素"应对压力的结果。

压力有不同类型：短时间内突然遇到危险时，就会发生急性压力，例如幸运地避免了一场车祸或逃脱了危险的动物的追赶。更为常见的是持续地经历沮丧或焦虑情绪时，会发生慢性、长期压力，例如从事困难的、非常不喜欢的工作，患有慢性疾病，或者是经历战争、伤害或性侵犯等导致的创伤性压力。在这些情况下，身体都会释放"糖皮质激素"来维稳身体，帮我们渡过难关。

然而，如果"糖皮质激素"水平长期过高，就会带来负面影响，具体表现首先就是：肌肉分解增加而合成减少。虽然"糖皮质激素"处于高水平时，糖、脂肪、肌肉都会分解，但是其中对肌肉的分解作用更多。与此同时，这种激素还会降低肌肉对营养的吸收，就算我们的饮食不缺蛋白质，但是也很难到肌肉上去修复和强壮肌肉。

与此同时，"糖皮质激素"还会影响脂肪代谢，使脂肪出现向心性堆积。因病长期吃激素的人会出现满月脸、水牛背，也会加重糖尿病。只不过因为情绪导致的"糖皮质激素"分泌，不会像用激素导致的严重肥胖那样迅速增长，但是会长期造成肌肉合成少，脂肪堆积多。这个人不仅会胖得松松垮垮，还会越来越胖，因为肌肉中的线粒体是脂肪的"燃烧场"，肌肉越少，脂肪燃烧就越少，而究其诱因，就属于中医说的气郁、气滞，情绪影响了内分泌的激素分泌，郁滞影响了阳气运行的"通道"，阳气不能顺利地蒸化脂肪这个阴，人就被"气"胖了。

不含通便药的"四磨汤"，为什么能通便？

现在便秘的人很多，尤其是孩子，这是因为食物中的纤维素少，吃得太精细，很容易引起便秘，当便秘加重就会诱发呼吸道感染。

因为中医讲"肺与大肠相表里"，腑气不通一定会殃及肺气，所以中医在孩子养育、成人健康的维护中，特别强调通便，所谓"欲得长生，肠中当清"。

肠道会因为泻药的帮忙变得很"懒"

便秘一旦发生，除非是因为吃辣的、煎炸的太多导致上火引起的偶尔便秘，可以用大黄、决明子、番泻叶之类的泻药来通便，非此，泻药是不能长期或者经常服用的，这是因为肠道很快会对这类药物产生依赖性。

肠道因为泻药的帮忙会变得很"懒"，长期服用之后，一旦离开泻药的推动，肠道自己就不干活了。因此，这个月吃两三丸泻药可以通便，下个月吃五六丸都未必管用。更重要的是，便秘并不都是因为上火导致的，经常给孩子吃的一种通便药，叫"四磨汤口服液"，其中没有一味泻药，但是能很好地通便，其中的原理也是"人可以被气胖"原理

湿胖 2

的再现。

我有个亲戚，80多岁了，每天为便秘发愁。虽然她吃得很少，但是一天不大便就觉得腹胀。为此，她吃了很多泻药，已经对泻药产生依赖性了。最后，她是通过每天吃一小块红薯，再配合"四磨饮子口服液"，才终于顺畅排便的。

便秘是因为气郁、气滞，属于"气秘"

"四磨饮子口服液"的前身是"四磨汤"，出自宋代严用和撰写的《济生方》。原方只有四味药：沉香、槟榔、乌药和人参。其中的乌药是行气疏肝的，沉香是行气降逆的，槟榔是行气化滞除满的，三药配伍是为了"顺气"。中医讲，气为人身之宝，气既要顺，又不能虚，而单纯的顺气破气药物，很容易损耗正气，因而又加了人参益气扶正，以此保证气的顺利运行。

清代医家张秉成在《成方便读》中解释"四磨汤"说："大抵此方所治，皆为忧愁思怒得之者多。因思则气结，怒则气上，忧愁不已，气多厥逆，故为上气喘急，妨闷不食等证……故以槟榔、沉香之破气快膈、峻利之品，可升可降者，以之为君。而以乌药之宣行十二经气分者助之。其所以致气逆者，虚也。若元气充足，经脉流行，何有前证？故以人参辅其不逮，否则气暂降而郁暂开，不久又闭矣。"

"四磨汤"变为"四磨汤口服液"时，去掉了人参，换成了枳壳，为的是增加行气功能，这个药现在多用在老年人功能性便秘，术后胃肠功能恢复，以及婴幼儿消化功能障碍时。

无论是"四磨汤"还是"四磨汤口服液"，其中都没有一味泻药，甚至四磨汤中还用了人参这个大家觉得会加重便秘的补药，之所以有效而且沿用至今，就是因为很多人便秘是因为气郁、气滞，属于"气秘"。

中医将便秘分为四种

首先是"热秘"，通常是由胃肠积热引起的，比如吃多了辛辣、烤炸食物等。便秘的同时还会有口干舌燥、尿色深黄、面红身热、腹胀压痛等表现，就是我们常说的上火了。这种便秘适合用"清胃黄连丸""黄连上清丸"之类的清热通便。

其次是"虚秘"，多用于因年老体弱、产后虚弱、疾病恢复期或其他原因导致的气血亏虚，排便困难的同时还有明显的疲劳感。之前我说过的生白术30克、当归10克、肉苁蓉10克、升麻10克的通便秘方，就是针对这种"虚秘"的。

再次是"冷秘"，往往与过度使用苦寒药物、食用生冷食物或年老体弱导致真阳不足有关，除了无力排便，还会伴随腰膝酸冷、四肢冰凉的问题。有种中成药叫"半硫丸"适合这种症状，这种药是由半夏和硫黄组成的。没错，就是做炸药用的硫黄，它是中医补阳峻药，通过补足火力推动无力蠕动的肠道，所以这种药适合阳气虚衰到极致之时使用。

最后就是"气秘"了，多见于久坐不动、忧思过度者，这也正是现在的人生活的写照：一边要长时间伏案静坐，一边又压力很重，情绪紧张。这些都会加重气机不通。这种类型的便秘的人，常会因为每天的排便有压力，担心便秘，而且往往是越担心便秘越容易便秘。因为胃肠是人体的"第二大脑"，胃肠对情绪的敏感度非常高，压力大不仅影响食欲，也影响肠道蠕动，影响排便，由此导致"气秘"。这种"气秘"，还会有肛门重坠感，便意频繁但难以排出，大便不痛快，一天要便几次，同时还有嗳气、腹部胀满等症状。

"气秘"其实不是大便秘结、干燥，而是大便运行不顺畅。真排出来会发现，大便并不干，甚至是稀的、不成形的。从西医角度解释，这是因为肠道蠕动失调，蠕动不连贯，蠕动一次，排便一次。从中医角度讲，"气秘"的道理与人被"气"胖是同一个，都是气机不利导致的，"气"和"气机"，都是中医独有而西医没有的概念，它们决定了身体功能的强弱和平衡。

第 **4** 章 "湿胖"可以被"气"出来

"气机不通"是什么意思?

"气秘"和"湿胖"时常会在同一个人身上出现,都是因为气机不通。"气"可以蒸化湿气,气不通了,湿气蒸化不了,自然加重了"湿胖"的形成。

那么"气机"到底是什么意思?直白点讲,"气机"就是气的巡行过程,就是身体功能实施的过程。

肝气郁滞会导致气机不通

"气"是中医独有的概念,我们姑且把"气"理解为身体功能和功能产生的能量。中医和西医、科学有完全不同的思维角度和方式,无法找到对等的概念,因为现在的人们熟悉西医,熟悉科学,所以只能借助西医的概念,最大限度地逼近中医的概念,包括"气"的概念。

如果再细分,功能是气,能量是阳,"阳气"经常一并提及,这是因为人体功能的最终目的就是产生能量,能量让身体是热的,让身体是活的。

一旦"气机"这个功能行使的过程不顺畅,"通道"被郁堵,功能不能正常发挥,能量就不能正常产生和运送,就会影响健康和生命。这种情况在平时很常见:有的人明明身上很冷,但脸是热的,或者虽然不怕冷,但是手脚冰凉,而且生气激动后尤其明显。

这些都不是真的能量不足,不是阳气虚,而是能量不能均衡地分布,送不到手脚末端,是肝气郁滞导致的气机不通。这种情况严重时,是可以导致假死的,中医称之为"尸厥",扁鹊就曾治愈过一例。

当时,虢国太子气息几绝已经有半天工夫,众人都以为太子去世了。正好扁鹊经过,听闻此事,扁鹊马上让人转告虢君,他能使太子起死回生。结果,他通过砭石通气机,真的让太子苏醒过来。

太子的这种"假死"就是"尸厥",并非真的气绝,而是气因为阻滞,过不去导致的四肢厥冷,摸上去像死了一样。《景岳全书》中说:"气厥之证有二,以气虚、气实皆能厥也。气虚卒倒者,必其形气索然,色清白,身微冷,脉微弱。此气脱证也,宜参、芪、归、术、地黄、枸杞、大补元煎之属,甚者以回阳饮、独参汤之类主之。气实而厥者,其形气愤然勃然,脉沉弦而滑,胸膈喘满。此气逆证也。经曰:大怒则形气绝,而血菀于上,即此类也。治宜以排气饮,或四磨饮,或八味顺气散、苏合香丸之类先顺其气,然后随其虚实而调理之。"

"尸厥"就是"气厥",表面上看像中风昏迷,实则有本质区别。朱丹溪的《丹溪心法》中说:"气厥者,与中风相似,何以别之?风中身温,气中身冷,以八味顺气散或调气散。如有痰,以四七汤、导痰汤服之。"简单讲,真的气虚、气绝要补气,而气机不通、气厥要通气,生活中后者更常见,虽然不像气虚、气绝那样致命,但同样是健康的大敌。

《素问·六微旨大论》说:"出入废则神机化灭,升降息则气立孤危,故非出入,则无以生长壮老已;非升降,则无以生长化收藏。是以升降出入,无器不有。"意思是,人活着,功能必须是运行着的,能量必须是交换着的,气机就是负责运行和交换的。

第4章 "湿胖"可以被"气"出来

"湿胖"就是气机不通

为什么中医就算治感冒，同一个人，每次感冒的用药也不同；就算是同一个人的同一次感冒，第一天和第三天的用药也不同？就是因为身体在不断变化中，气机是通的。

大家应该知道《论语》中的那句话："子在川上，曰：'逝者如斯夫！不舍昼夜。'"很多人把它理解为孔子在催人奋进，要珍惜时光，这种理解是狭隘的，配不上孔子的哲学高度。这句话的真正含义其实是：世界随着时间的流逝不断变化，每一刻都不同，这与西方哲学家说的"人不能两次踏入同一条河流"是一样的，都是强调世界和生命的变化才是王道。

具体到身体，气机的变化，决定了人的生死，一旦气机不通，功能不再实施，身体停止变化了，健康马上就会受影响，甚至会危及生命，而"湿胖"就是气机不通，湿气无法蒸发，能量不能与外界交换的结果之一。

如果说胖是"万病之源"的话，气机不通则是更前端的罪魁，而且很多病，确实是从"气"上得的。只不过这个"气"不仅指生气，还包括情绪失控导致的所有机能失调。宋代的《圣济总录》中说："一气盈虚，与时消息，万物壮老，由气盛衰。人之有是形体也，因气而荣，因气而病，喜怒乱气，情性交争，则壅遏而为患。"

去"湿胖"不仅需要健脾补肾，还需要疏肝理气

"四磨汤"中不含大黄、决明子等泻药，之所以能通便，就是所用药物都是理气、行气的，使气机条畅，身体功能正常实施，大便自然就排出了。而用理气、行气药去"湿胖"，是理顺了身体蒸化水液的功能，使

湿气蒸化的通道通畅了。只不过这个"通道"不像肠道那样，有具体的可见的结构。

中医本身就不侧重实体结构，而是侧重功能和能量的，能量是无形的，能量的通道自然也是无形的。然而，无形并不意味着不存在，就像热量是无形的，不可能直观地看到，但是只要条件变化，比如气温下降，无形的雾就会转化为有形的冰，无形的能量就变成有形的结构了。

一旦气机不通，饮食营养不能转化为精微物质被身体吸收，蓄积下来就变成了痰湿，无形的热量就变成了有形的脂肪、结节、肿瘤这些有形的病理产物，人就会被"气"胖了，甚至"气"病了。这种有形和无形之间的转化，就是中医所说的气机决定的。因此，去"湿胖"不仅需要健脾补肾，还需要疏肝理气，条畅气机。

第4章 "湿胖"可以被"气"出来

现在"多囊卵巢综合征"高发，提示了什么？

说到疏肝，必然会提到"多囊卵巢综合征"，这是现在妇科的常见病，也是影响女性月经和生育的主要原因。

患者因为排卵障碍而月经稀发，几个月甚至半年才来一次月经。因为不能按月排卵，自然受孕困难，而"多囊卵巢综合征"的一个伴随症状就是肥胖。中医辨其大多属于肝郁气滞。

情绪有巨大波动会导致肝郁，化痰燥湿是"湿胖"者的正确减肥思路

排卵是卵巢应该实施的功能，排卵障碍就是卵巢将阴转化为阳的功能实施受阻。一种是因为阴虚，也就是卵巢储备不足，更年期后不再排卵就是因为卵子用尽了，自此人进入肾阴虚、肾精虚的年龄。

如果还处于生殖年龄却不能按时排卵，除非是卵巢早衰，其余的多是因为阴转化为阳的"通道"不畅，气机不通而功能障碍。现在"多囊卵巢综合征"之所以高发，重要原因就是：人们的生存压力太大，压力导致了肝郁，肝郁而气机不通了。

"多囊卵巢综合征"在西医中属于"内分泌疾病"，而"内分泌"的全

· 163

称叫"神经内分泌",这就明示了内分泌受神经、精神的直接影响,这是因为情绪会影响大脑皮层,而大脑皮层会影响内分泌功能。朱丹溪说:"或性急易怒,火炎上,以致津液不行,清浊相干。气为之病,或痞或痛,不思食……"其中的"性急易怒""气为之病",就是情绪有巨大波动导致了肝郁。

五行中,肝属于木,脾属于土,木是克土的。肝郁除了会导致气机不通,还会克虚脾气。脾是主运化的,本书最前面讲的"湿胖"成因之一就是脾气虚,脾虚与气机不通合力,更容易制造痰湿。

包括患"多囊卵巢综合征"会出现的月经稀发乃至停经,朱丹溪对此也是用气机不通,痰湿阻滞来解释,并在《丹溪心法》中指出:"经不行者,非无血也,为痰所碍而不行也。"意思是,这种人不来月经不是因为血虚,而是因为痰湿阻滞了月经的通道。对此,朱丹溪用的是"二陈汤,加苍术、白术"来化痰燥湿,这也指明了肝郁气滞的"湿胖"者的减肥思路。

疏通气机,中医有妙招

南京中医药大学的黄煌教授,对"多囊卵巢综合征"有几张常用方,应该是对这一思路的具体践行,这三张方子分别是"葛根汤""五积散""大柴胡汤"。

这三张方子都是疏通气机的,"葛根汤"通的是在表的气机,"五积散"和"大柴胡汤"通的是在里的气机,无论表里,气机一旦堵塞,都会影响阴的转化、蒸化。排卵障碍和"湿胖",就是体内之阴转化、蒸化不利的结果。

这里着重说说"五积散":"五积散"是宋代治疗"五积病"的专方,"五积"是气、血、痰、饮、食五积,全方包含了"麻黄汤""半夏厚朴汤""温胆汤""当归芍药散""平胃散"。

其中"麻黄汤"解表散寒，疏通上焦气机；"半夏厚朴汤""温胆汤""平胃散"温中除湿、去痰消痞，疏通中焦气机，合力而使周身气机通畅以化"积"。

"五积散"适合的，除了上下身都胖的"土豆型"体型，还常伴有以下症状：

1. 面色黄或黄白或黄暗，身体困重，不易出汗；
2. 舌苔白腻，腹中气多，大便不成形，易腹泻；
3. 肩背部痛，腰腿经常疼痛，遇冷明显；
4. 易于头痛眩晕，失眠多梦，多痰气喘；
5. 月经数月一来或闭经。

"五积散"还适合夏天的空调病以及胃肠型感冒。恶寒无汗、身困体重又胃部不适，煎一剂"五积散"，趁热喝一大碗，微微汗出，后会顿感轻松，因为"五积散"外感风寒可除，内伤杂病可调，所以，适用面很广，我国中原地区甚至有俗话："五积散，五积散，房上不喊房下喊。"可见其普适程度。

"五积散"的原始组方是：白芷、川芎、甘草、茯苓、当归、肉桂、芍药、半夏、陈皮、枳壳、麻黄、苍术、干姜、桔梗、厚朴。遗憾的是，"五积散"没有对应的中成药，如果要用中成药拼凑，它的方意类似"防风通圣丸"配"香砂平胃丸"，体表、内里、气机一并疏通。

脖子后的"富贵包"，里面是"气"不是"油"

很多胖人的后颈部都有个"富贵包"，他们觉得那就是脂肪堆积，和肚子上的赘肉一样。

我认识一个北京中医药大学的针灸专家，有一次旁观了她对"富贵包"的治疗。随着施针完成，我眼看着"富贵包"明显缩小，之后又针灸了几次，那个病人的"富贵包"几乎没有了。

"富贵包"既是气机不通的结果，又是气机不通的诱因

如果"富贵包"里都是沉积的脂肪，不可能在针灸的那不到半小时的时间里，眼见着消减，能这么快消减，是因为"富贵包"里是郁阻的"气"，而不是脂肪，至少不全是脂肪。

"富贵包"既是气机不通的结果，又是气机不通的诱因。如果"湿胖"人伴随有"富贵包"，这种人的胖多是病态，而且会明显伴随肥胖之外的病症，因为他们的气机被郁滞了。

你可能会觉得奇怪，为什么偏偏郁滞在脖子后面？生活中，最容易堵车的肯定是十字路口，或者是几条路的交叉点，交叉的路越多，车行

进过程中剐蹭的可能性越大，堵的机会也就越多。"富贵包"长的地方正是"大椎穴"的位置，位于人体后背的正中线，第七颈椎棘突下凹陷中，也就是我们低头时，最高的那个脊椎下面。那里是手太阳小肠经、手阳明大肠经、手少阳三焦经、足太阳膀胱经、足阳明胃经、足少阳胆经、督脉这七条经络的交会点，而这七条经络，全都是阳经。

因此，这个位置的阳气最旺，也是阳气交流的十字路口，更是气机条畅的"要塞"。能阻滞到形成"包"的地步，意味着有"富贵包"的人，气机拥堵程度之重，湿气肯定无法蒸化，"湿胖"也就在所难免了。

对这种长有富贵包的"湿胖"人，最适合的是"葛根汤"

《伤寒论》中治疗外感的方子有"麻黄汤""桂枝汤""葛根汤"，以及"桂枝加葛根汤"。后面两个带葛根的方子，对病症的注释都有一条特别的病状："项背强几几。""太阳病，项背强几几，无汗，恶风，葛根汤主之"；"太阳病，项背强几几，反汗出恶风者，桂枝加葛根汤主之"。

"项背强几几"的"几几"，形容的是"短羽之鸟，不能飞腾，动则先伸其颈之状"。"项背强几几"即"项背强急，俯仰不能自如之谓"，也就是颈部、后背僵硬疼痛，伸展不利的意思，这就是大椎这个气机的"十字路口"不通的结果。这里只要不通，一下子就能堵塞七条经脉，全身的气血都会受影响。因此，脖子、后背僵硬疼痛，除了见诸感冒，还见诸颈椎病，乃至神经性头痛、高血压、脑血管病等。

有种中成药叫"愈风宁心片"，就是纯的葛根制剂，说明书上明示：治疗"高血压头晕、头痛、颈项疼痛、冠心病、心绞痛、神经性头痛、早期突发性耳聋"这些西医病症。虽然病症繁多，但是在中医看来，都属于气机阻滞而气血不通，用葛根治疗的启发应该来自"葛根汤"中葛根对

"项背强几几"的担当。

我在《湿胖》中专门有一章讲到了葛根,主要涉及的是葛根的解肌作用。所谓"解肌",就是使肌肉能张弛有度,伸缩自如。我们体重的30%~40%都是肌肉,如果肌肉能保持这种状态,身体一定是紧致而轻快的,而决定这个的就是气机!

葛根靠的是升举阳气来条畅气机,就像《本草便读》所言:"其根寓升发之意,故能解散阳明肌表之邪。"与此同时,葛根入脾、胃经。《本草便读》谓之"鼓胃气升腾而上",可以促进水谷精微物质输布,由此缓解筋脉、肌肉失于濡润所致的各种酸痛、僵硬,以及气机不利,清阳不升导致的脑失于荣养而眩晕、昏蒙。在《日华子本草》中还有葛根"破血"之说,叶天士也曾言"葛根辛甘和散,气血活,诸痹自愈也",这里的所谓"破血",也是通过条畅气机使血液畅快巡行,由此通络止痛。

第4章 "湿胖"可以被"气"出来

不含补药的"葛根汤"，为什么能缓解疲劳？

"葛根汤"是《伤寒论》中的名方，如果你把"伤寒"理解为感冒，把"葛根汤"当作单纯的感冒药，那就太可惜了！

前面我讲过，伤寒的"寒"，既是外感邪气的总代称，也包括对身体功能的所有伤害。避免"伤寒"就意味着顺应和助力身体的本能，而很多疲劳并不是身体的能力不够，而是有能力但不能正常发挥，能力不够是气虚，不能正常发挥就可能是气机不通了。

很多人的疲劳是气机被堵住了、郁滞了

在日本，"葛根汤"相当于他们的"红牛"，他们加班、备考的时候，都会喝"葛根汤"，将它作为"疲劳缓解剂"，喝了之后人会觉得轻松很多，不那么累了。

"葛根汤"里没有一味类似人参、黄芪这样的补气药，为什么却有缓解疲劳的作用？就是因为现在的人的疲劳，不全是因为消耗致虚而疲劳。很多人的疲劳是气机被堵住了、郁滞了，有劲使不上。

毕竟职场是人际关系场，情绪的消耗比体力的消耗要大得多，因此

气机阻滞比气虚更多见。虽然麻黄、葛根这些药物毫无补益作用，但是可以通过发散来疏通气机，使身体功能正常发挥，由此缓解疲劳。这也是中医说的"不补之中有真补存焉"的另一层含义。

南京中医药大学的黄煌教授曾经讲过日本的大冢敬节先生。大冢是日本最有名的汉方大家，最早是学西医的，因为严重的复发性口腔溃疡久治不愈才去看中医。一位老中医给他开了"甘草泻心汤"，他吃了以后口腔溃疡就好了，从此开始研究中医古方，现在是日本汉方派的一个代表性人物。大冢晚年精神不大好了，经常靠喝饮料提神，喝的居然就是"葛根汤"，这是有道理的。

导致"湿胖"的气滞，其实也不全是情绪所致

小孩子再胖，一般也不会有"富贵包"，因为孩子的情绪单纯，情绪扰乱气机的机会很少，再加上孩子岁数小，各种生理机能实施的时间短，机能配合时的剐蹭机会也就少。这两个原因使得孩子不容易气机紊乱。

比如，同样是喜欢长出气，在成年人中，肝郁气滞的可能性就大。喜欢长出气，中医称为"喜太息"，往往是肝郁的标志。如果是孩子，喜欢长出气，而且跑一会儿就蹲下了，多是要考虑心气虚问题。因为孩子很少肝郁，他们长出气往往是因为心功能不好，跑一会儿就累了，所以才蹲下，为了弥补缺氧而长出气。

同样，孩子也不容易因为气滞而形成"富贵包"。到了大冢先生那个岁数，无论是情绪还是身体都已经使用多年，就算疲劳之中有气虚的因素，也一定很大程度上还夹杂着气机不通。"葛根汤"在升举阳气的同时，疏散了气机，自然很大程度地缓解了疲劳。下面我还将讲到，导致"湿胖"的气滞，其实也不全是情绪所致。

《伤寒论》中的"葛根汤"换算成现在的剂量：葛根用到了 12 克，是君药，其后是麻黄 9 克、桂枝 6 克、芍药 6 克、炙甘草 6 克、生姜 9 克、大枣 12 枚。据称，已故名医焦树德老先生用此方时，葛根会用到 30 克到 60 克，一来葛根是"药食同源"之品，性质比较平和；二来，葛根的发散作用不及麻黄，不会因为加量而发散过度。

葛根有柴葛和粉葛之分，如果从宣透力量上讲，柴葛的宣透力量更强，但柴葛的纤维素多，只能煎汤，不像粉葛，可以打成粉后全部吃掉，这样更便于日常食用，吸收率也高，更能将条畅气机贯彻在生活中。

越娇气的人，越容易气机不通

一说到"气机不通"，人们首先想到的是因为生气，很多毛病都是"气"出来的。这么说也不为过，这是因为人是有感情的动物，我们做任何事，多多少少都会牵扯到情感，只不过情感的波动不一定全是生气、愤怒。只要是情绪变化，就会对身体构成刺激，不能及时平息就会影响气血阴阳。

气机不通是情绪所致，
气滞又导致了血瘀

《黄帝内经》中说"怒则气上，喜则气缓，悲则气消，恐则气下，寒则气收，炅则气泄，惊则气乱，劳则气耗，思则气结"，七情中任何一种情绪，即便是欢快的情绪，只要过度，都会影响气机，因为情绪变化会让身体进入不同程度的应激状态。

在应激状态中，各个器官组织的功能要重新调整配合，很容易配合不好，气机不通就是这样产生的。"范进中举"的乐极生悲，应该是气机不通的典型例子：范进因为中了举人而喜出望外直至癫狂。之所以现在"湿胖"的人多，是因为我们要面对日渐复杂的社会和日渐加重的压力，情绪变化远比以前要多，气机不通自然也就多了。

电视剧《清平乐》中，王凯扮演了一个史上最仁慈的皇帝宋仁宗，这位皇帝身体一直羸弱，还要经常委屈自己，"舍小家顾大家"，也因此时常犯胸痛的毛病。他的这种胸痛不是心绞痛或者心梗，而是一种与情绪有关的"心碎综合征"，就是在巨大的情绪打压之后，血管剧烈收缩，心脏供血不足导致的胸痛。电视剧里，宋仁宗每次胸痛发作，都是暴怒或者拼命隐忍之后。按照中医医理推断，是气滞导致了血瘀，宋仁宗的气机不通是情绪所致。

身体的平衡能力差，适应能力差，也会导致气滞

除了情绪波动可以导致气机不通，身体的平衡能力差，适应能力差，也会导致气滞，比如"寒凝气滞"，最极端的当数冠心病发作了。

有医生为这种发病特点画过像：冬天，大雪的夜晚，酒足饭饱后从饭店出来，爬上过街天桥，突然感到胸前区绞痛。这很可能就是心绞痛发作了，其中一个重要诱因就是寒冷的雪夜，寒冷导致气机不通，气滞而血瘀了。

针对这种寒凝气滞，有种专门的药物："冠心苏合丸"。其中没有一味活血化瘀药，用的全都是辛温芳香的理气药：檀香、青木香、乳香、苏合香油。寓活血化瘀于行气之中，通过行气把血行的通道打开，血流通畅了，瘀血也就形不成了。

然而，同样受寒，同样是雪夜行走，为什么别人就不发心绞痛？因为这类人除了多有"三高"的基础，身体也不能耐受寒冷，于别人构不成伤害的刺激，于这种适应力差的人却足以致病。

有的人会说自己既怕冷又怕热，他们搞不懂自己是什么体质，因为阳虚的怕冷，阴虚的怕热，难不成自己是阴阳两虚吗？

其实不是，他们是因为身体的耐受力、适应力太差，身体功能不能在刺激到来时及时调整、维稳。因此，冷热都难耐，冬天夏天都难熬的人，多是气虚的。这种人不仅冷热都怕，其他情况下也比别人娇气，比如总觉得这儿疼那儿疼，有各种说不清楚的不舒服，乃至因此无病呻吟。其实，他们不是装病，而是因为身体适应力差，对疼痛的耐受力差，别人不能感知的疼痛、不适，他们却可以明显地感知到。

"不荣则痛"的疼痛也会导致气机不通

因为我们的身体中，负责传导疼痛的神经有两个系统：一个系统进化程度相对低一些，负责传递慢性的、弥漫性的疼痛；另一个系统的进化程度则相对高一些，可以抑制、屏蔽疼痛信号的传递，它是人体自带的"止痛神经"。

进化学上有个铁律：越是高级的组织，退化越早。随着年龄的增长，或者虽然年轻但体质差导致了未老先衰，自带的"止痛神经"功能会提前退化，年轻时能忍受的疼痛，别人能忍受的疼痛，就变得不能忍受了，人是因为虚、老才变得娇气的。

中医说到痛，有两种：一种是"不通则痛"，是因为血瘀导致的，往往有外伤或者血栓、出血历史，这种痛是有定处的，针刺性的；还有一种痛更常见，这就是"不荣则痛"，所谓"经脉流行不止，环周不休，寒气入经而稽迟，泣而不行，客于脉外则血少，客于脉中则气不通，故卒然而痛"。受寒引起的气机不通就属于"不荣则痛"，虽然没有血瘀，但气机不通影响了血行，无法荣养局部，疼痛就此发生。

这种"不荣则痛"多是长期的、慢性的，更多见于体弱之人，因为他们适应力差，不能及时调整而缓冲外界刺激。外界环境的微小变化，包括温度、湿度、气压的高度以及体力的消耗，都可以导致他们气机紊乱。

第 4 章　"湿胖"可以被"气"出来

如果气机不通，就算没生气、没抑郁，也足以引起气郁、气滞，这种人也比其他人更容易因气滞而湿阻，加重"湿胖"。他们想减肥，可能先要理气，之后还要补气，只要气虚的本质不改变，还会因为娇气而再次导致气机不通。

中医肿瘤专家，最常用的居然是佛手?!

上海中医药大学的何裕民教授是著名的中医肿瘤专家。他的书《癌症只是慢性病》，曾经是众多肿瘤病人的"生命之光"，这个书名不是单纯地为了安抚肿瘤病人，而是告诉大家：肿瘤不仅可以长期伴随生命，人可以带癌生存，而且也是生命过程中长期以来错误的生活方式造就的。

帮肿瘤病人起死回生的圣药居然是佛手

身边有罹患肿瘤的熟人朋友，我都会推荐他们找何教授，因为何教授治病，特别把病人当人，这不是说何教授态度和蔼，而是他在治疗过程中，把人当作动态的生命考虑，而不是把人当机器，当容器，这一点，显著地体现在他的遣方用药上。

有一次，中央广播电视总台的"云听"节目采访他，采访前大家坐在一起，有记者向何教授提问："您肿瘤临床这么多年，又治的是绝症，最常用的中药是哪一味？"大家都觉得，能帮肿瘤病人起死回生的，一定是什么"圣药"，一定非常昂贵、豪华，结果谁也没想到，何教授说："是佛手。"

如果说人参、阿胶是"正剧"的话，佛手这味药最多算"小品"。那么，为什么治肿瘤的名家喜欢用它？简单地讲，佛手能条畅气机，而肿瘤之所以成形，是因为阳气不足而阴过剩了，有形之物才得以形成。

肿瘤病人多是阳虚的，这是肿瘤形成的根本，导致他们阳虚的原因之一就是气机不通。就算原本阳气不虚，因为"通道"不畅而阳气过不去，不能点化局部的阴，肿瘤就会在局部形成，特别典型的就是乳腺癌。

乳房是全身唯一突出体表的"高地"，气血往这个"高地"供应，原本就比供应其他部位要吃力，所以如果气机不通，"高地"的气血首先受阻，阳气到不了那里，阴就成形了，而且越是肥胖的人，乳腺癌越高发，这是现在国内外的研究发现的。

因为脂肪属于阴，肥胖的人阴更盛，乳腺癌就是"阴实则死"的结果。只不过这个"死"，不是死亡的意思，而是指僵死，没有活力，缺乏阳气。

何教授用佛手，
是为了条畅已经淤堵的气机

何教授还有一本书叫《好女人，别让癌症盯上你》，这些"好女人"多是忍辱负重、舍己为人的，她们的"好"，是以委屈自己，压抑气机换来的。而每一次忍辱，每一次委屈，身体都要修改原本的秩序，重新调整平衡，久而久之，功能的实施就要受阻，身体就要失衡。特别是乳腺癌，因为乳腺是内分泌器官，受大脑皮层的直接影响，除非这个人真的看空一切，对所有的委屈都能甘之如饴，否则，内伤的情绪对乳腺的刺激更大。

何教授用佛手，是为了条畅已经淤堵的气机，如果气机是堵的，不仅影响阳气的输布，而且再好的药物也不能触达病处。包括生活中对肿瘤的预防，以及女性的日常养生，何教授也会推荐用佛手泡茶。这种药虽然是"小品"类药物，但是可以为其他药物开路，化解肿瘤形成的因素，也就有了四两拨千斤的价值。

佛手是橘子一类的果实，性温，归肝、脾、胃、肺经，可以疏肝理气、和胃止痛、燥湿化痰，常用于气滞导致的胸胁胀痛、胃脘痞满、食少呕吐、咳嗽痰多。《本草纲目》记载："煮酒饮，治痰气咳嗽。煎汤，治心下气痛。"这里的"咳嗽"和"心下痛"，都是气机不通的结果，特别是"心下痛"，也就是胃痛，多是在生气后发生的，是肝气反胃所致。

相比佛手，大家更熟悉的是陈皮，二者有很多相似之处，陈皮也是温的，也能理气、燥湿、化痰。不过，佛手重在"理"气，陈皮重在"行"气，"行"的推动作用更大，"理"则是一边维护一边推动。因此，在通调气机上，陈皮的力量更强，燥性更大，佛手的力量和性味都更平和、更轻灵。何教授不用陈皮而用佛手，是出于对病人正气的维护，毕竟肿瘤已经使他们的适应力弱了，行气太过可能承受不住。

广东地区环境湿热，而且人们喜欢甜腻之品，前面讲到广东人日常喜欢喝粥，也是为了对冲环境和饮食造就的脾虚。广东人日常的代茶饮中会用陈皮理气健脾、燥湿化痰，如果兼有肝郁气滞的症状，例如胸胁或少腹胀满窜痛，情志抑郁或易怒，有咽部异物感等，则会用佛手。何教授也推荐过日常保养的茶饮，方子是：佛手6克，香橼6克。其中香橼也是疏肝理气的，特别是对女性来说，能及时将情绪波动的后果降到最低。

哪些中成药可以帮你条畅气机？

气机条畅与否，决定了身体功能能否配合协调，如果配合不协调，就算原本功能不弱，也没有器质性改变，功能的失调和异常也会导致疾病，所以，养生不能只是补，还要有调，与其说"补养"，不如说"调养"。

本书中谈到的"调"，有时也会用"条"，"条"的本义指小枝，枝条是分开的，由此衍生为枝条分疏得有秩序、有层次，所以"条"有理顺之意，而"调整"也是通过调整来理顺，所以"调"和"条"意思相近。市面上有几个中成药，可以帮助条畅气机。

加味逍遥丸

这个药我经常推荐给月经前有"经前综合征"的女性，她们在月经前一周左右会出现浮肿、烦躁、乳房胸胁胀痛、大便不通等症状，这些都是气机不通导致的。气机不通，影响到水液代谢，人就容易胖肿，严重的，月经周期的体重变化可以有三四斤之多，这些重量不是长了肉而是多了水，从西医角度讲，是雌激素的保水作用所致。烦躁和乳房胸胁胀痛更是气机阻滞的结果，而这时候的便秘则是典型的"气秘"，这一系列问题都要通过疏肝解郁来解决。

中医向来有"经前疏肝，经后养血"的讲究，而且特别强调月经、大便的"双通"，这个"通"不能单纯地通过活血进行，毕竟不是所有的月经不畅都是因为血瘀。更重要的是，即便是血瘀，也只是结果，造成血瘀的，很多时候就是气机不通，所以疏肝理气才能避免"气秘"，避免血瘀，避免水液运行受气滞影响。

市面上有"逍遥丸"和"加味逍遥丸"两种药，前者单纯疏肝解郁，后者还有清热作用，因为郁久是会化热的，如果除了前面所述的各种肿胀不通，烦躁明显，而且口渴，甚至脸很红而手脚冰凉，则适合用"加味逍遥丸"，在疏肝的同时清内热，这两种药都最好在月经前一周开始服用，月经来了就可以停，下次月经前同样，这样持续三到五个月。

如果"经前综合征"的表现不典型，不严重，没有到需要服药疏肝解郁的程度，可以用玫瑰花 10 克，佛手 8 克，薄荷 8 克，加点冰糖，先用开水把玫瑰花和佛手泡上五六分钟后再加入薄荷，因为薄荷是通过发散来疏肝的，它的有效成分是挥发性的，久泡久煮会影响药效。

越鞠保和丸

"越鞠保和丸"因为带有"保和丸"，很多人以为是助消化的，其实，"越鞠保和丸"重在理气，是通过理气来消食，"保和丸"则重在消食。"越鞠保和丸"由栀子、神曲、香附、川芎、苍术、木香、槟榔组成，其中助消化的只是神曲，余下的药物都是理气行气的，一来助推积食帮助消化，二来是避免气滞导致积食。"越鞠保和丸"适合的是因为生气，情绪波动影响了消化功能的情况，通俗点讲是被"气饱了"，这是狭义角度的功效。

从广义层面上说，"越鞠保和丸"还可以与"五苓胶囊（五苓散）"或者"参苓白术丸"同用，后两种药都是健脾利水的，用于脾失运化而水液停滞导致的胖肿，配合"越鞠保和丸"，一来增加行气功能，通调水道，二来避免肝郁不断制造新的脾虚，因为肝是克脾的。两种药配合，更适合"湿胖"的同时有大便不畅，总觉得排不干净，一天便几次症状的，在这一点上，"越鞠保和丸"类似"四磨汤口服液"，但比"四磨汤口服液"更能全面地条畅气机。

六郁丸

"六郁丸"的"六郁"指的是：气郁、血郁、痰郁、湿郁、食郁、火郁。其中任何一个都可以导致气机不通，如果杂合在一起，郁滞就会更重，所以，"六郁丸"也是理气行气类药物中，力量比较强的一个，由橘皮、神曲、莪术、牙皂角、木香、黄连、槟榔、甘草、黑郁金、三棱、青皮、麦芽、藿香、大黄、砂仁、香附、黑丑组成。

其中三棱、莪术是活血行气的，牙皂角、神曲是化痰行气的，大黄、黑丑是通便行气的，都是攻邪峻烈之品，适合的是胸膈痞闷，食欲不振，二便不利，舌苔浊厚的体质壮实者，或者是年纪轻，体质壮，因为错误的生活方式，比如长期过食过饱，虽不咳但总有痰，而且黏滞不爽，便秘严重，治疗之初需要有猛药启动推动气机时，这种药可以作为理气行气治疗的开篇，一旦大便通了，痰湿减轻就要改用相对平和的药物，避免折伤阳气，攻邪过度而伤正气。

开郁舒肝丸

这个方子由香附、沉香、陈皮、甘草、枳壳、六曲、乌药、茯苓、山楂、厚朴、青皮、砂仁、元胡、槟榔、白术组成，针对的是气机不通导致的胸胁胀满、腹痛、嗳气吞酸。

"开郁舒肝丸"比"越鞠保和丸"的理气行气力量强，比"六郁丸"的力量又弱，可以作为"六郁丸"开启治疗之后的接续者。

胃苓散

胃苓散是"五苓散"和"平胃散"的和方，"五苓散"是温阳利水的，"平胃散"是健脾理气的。"胃苓散"比能消肿的"五苓胶囊"增加了运化中焦的能力，比能安抚脾胃的"平胃散"多出了清利下焦水湿的力量。

这种药由苍术、白术、厚朴、桂枝、陈皮、泽泻、猪苓、炙甘草、茯苓、生姜组成，适合脾肾阳虚而水湿内停，同时脾胃是薄弱环节，平时不愿意喝水，喝点水就汪在胃里，活动时自己都能听到胃里的水声，感觉"喝凉水都长肉"，但大便不成形，甚至是溏稀的。

吃了这种药之后，大便能成形，意味着身体的用水能力提升，更多的水能从小便排出，随着水液能走"正道"，"湿胖"也会减轻。

第 4 章　"湿胖"可以被"气"出来

心理健康才能气机舒畅

人是有情感的动物，必须身心合一、灵肉合一才可能健康。世界卫生组织对健康的定义是："健康是一种在身体上、精神上的完美状态，以及良好的适应力，而不仅仅是没有疾病和衰弱的状态。"也就是说，维护身体健康必须重视心理健康、情绪健康，必须能与外界、与他人有和谐的关系。

中医就是通过体察，才就此有了经络

五行中，东方属木，西方属金，木是树木，金是金属。树木不仅有生命，而且与环境、与周边有着不能分割的关系。这种与外界的关系，在中国哲学中尤其被强调，这就是"天人合一""天人相应"，意思是人是天地生成的，人的生活要服从自然界的普遍规律。

天与人、天道与人道、天性与人性是相类相通的，要达到和谐统一。就像《老子》中说的："人法地，地法天，天法道，道法自然。"还有《庄子》中说的："顺之以天理，行之以五德，应之以自然。然后调理四时，太和万物，四时迭起，万物循生。"

中医发端于中国哲学，也同样强调"天人合一""天人相应"。《黄帝内经》中说："阴阳四时者，万物之终始也，死生之本也。逆之则灾害生，从之则苛疾不起。是谓得道。"位于东方的中国是农业大国，与自然的联系比西方更密切，也更能体察和利用自然规律。中医甚至就是这种体察的产物。

中医的经络至今无法被西医证实，因为它是无形的能量运行通道，而只有人活着，才有能量，通过解剖尸体是无法证实的。当初中医就是通过体察，感受到了这些能量通道，就此有了经络，这种体察能力是中国人基因中就有的，这也符合东方属木的特质。

《黄帝内经》中有这样的话："东方青色，入通于肝。"东方在五脏中对应着肝，在自然界中对应着木，而西方在五脏中对应着肺，在自然界中对应着金。东西方文化差异现在已经是大家关注的话题，而在《黄帝内经》那个时代，早就有预言了：东西方的根本区别，其实是木和金的区别。

中国人更重感情，
亲人之间彼此都是牵挂的

我们经常听到有人说，中国人比西方人怕死，原因是中国没有宗教，不信天堂、天国，其实这不是根本原因，根本原因是中国人比西方人有更多的牵挂，中国人不是怕死，而是惦记亲人在自己死后能不能活得好。中国人是因为放不下活着的人才怕死的！

为什么牵挂这么多，放不下亲人？因为中国人重感情，因为东方属于木，树木是生长在土地上的，扎根很深，枝蔓缠绕，和周围的环境、生命有割舍不掉的关系，中国人的性情就像树木一样，很难理性地与周围人隔断，包括我们总说中国孩子不够独立，家长也不会在18岁就给孩子断供，也是这个原因。

第4章 "湿胖"可以被"气"出来

西方属于金，金是坚硬锋利的，可以说断就断，和外界的边界很清晰，可以果断切割，所以西方人的个性，说得好听是更加独立，互相之间的依附性很小，说得不好听就是人情相对淡薄，因为金是没有生命的，是冰冷的，而木是有生命的，是温和的。

因此，一个西方人临终关怀、手术签字可以自己签，中国人肯定不行，要有家属，甚至一个儿子都不能代替，需要征得全家人的同意。这不是推卸责任，而是要照顾到每个人的情感，亲人之间彼此都是牵挂的。

"娃哈哈"的创始人宗庆后去世时，人们才开始端详这个中国改革开放后的第一代企业家。从他留下的采访中得知，宗庆后不会开除年龄超过45岁的人，因为这个年龄的人失业后不容易找到工作，不能养家糊口。而宗庆后的女儿留美回来，受西方文化影响很深，她就开除过45岁以上的人，但是后来又被宗庆后请了回来。

宗庆后是传统"浙商"，有属木的性情和割舍不掉的中国式情怀，他与女儿的理念冲突，就是中西方文化的冲突。不用评判孰是孰非，存在即合理，如此区别是天道使然，就像椰子树就要生长在海南，雪松只能在东北生长一样，作为中国人，治病养生都不可能脱离"木"这个属性，具体讲就是要顾及情绪，让气机舒畅。

为什么睡好觉反而能减肥？

熬夜可以让人发胖，睡好觉反而可以帮人减肥——很多人对此不理解。他们觉得，睡觉时不运动，吃的食物不消耗，怎么会减肥呢？

睡眠好为何有助于减肥？

首先，睡眠时身体的能量消耗继续进行。只要人活着，就是睡得再沉，呼吸心跳以及各种身体功能都不会停，它们都在消耗能量。一个体重正常的成年人，睡 8 小时下来，一般也要消耗 500 千卡左右的热量，只要你的晚饭热量不超过 500 千卡，就算饭后直接移步上床，睡一觉之后，晚饭也会被消耗掉，不会因此增加新的脂肪。

更重要的是，睡眠时，身体会分泌"生长激素"。"生长激素"能帮助脂肪分解，肌肉合成，而这种激素只在深睡眠状态下分泌，而深睡眠只可能在夜晚发生。也就是说，如果能按时睡觉，就能睡得深，睡觉就是一个耗脂肪、增肌的过程。老话说"女人靠睡"，因为女人想好看，不仅不能肥胖，皮肤还要好，皮肤和肌肉都是由蛋白质组成的，能增肌的一般都有美容效果。

除此之外，雌激素有保水作用，它决定了皮肤的滋润度，雌激素也主要是在夜间分泌的，所以，熬夜之后，即便是白天多睡会儿，补回来的也只是睡眠，睡眠中分泌的"生长激素"、雌激素等都已经过时不候了。现在女性不孕的多，其中一个原因就是熬夜，睡眠失调使她们发胖，发胖又影响内分泌，甚至影响排卵。

顺应胆经的主令，才能使人体气机顺畅

南朝梁元帝萧绎的《纂要》中说，"一年之计在于春，一日之计在于晨"，我们对此的理解是：要在每年、每天开始时，做好计划，不浪费光阴。其实，这句话也是身体周期和节奏的体现：春天和早晨是新的生命周期的开始，是气机顺畅与否的关键。

子时（23点~1点）是一天之中阴气最盛，也是阳气初生的时段，此时正是新一天的开始，胆气在此时开始升发。《黄帝内经》中说"凡十一脏取决于胆也"，因为五脏六腑皆以气机通顺为要，顺应胆经的主令，才能使人体气机顺畅，五脏六腑才能受益。

子时之后是丑时，是夜里1~3点，肝经当令，这时的阳气比胆经当值之时要强盛一些，《黄帝内经》中说，"肝受血而能视，足受血而能步，掌受血而能握，指受血而能摄"，而"人卧血归于肝"，如果这时候在睡眠中，肝就能很好地实施其疏泄功能，这里的"疏泄"就包括调节、分配一身的气血、能量，合理地供应脏腑、肢体乃至精神情志的需要。

熬夜的人越熬越胖，不仅是因为熬夜吃了夜宵，就算不吃夜宵，也同样会胖。这是因为熬夜，特别是十一点之后还没睡的，一定会影响到肝胆二脏，而这两个脏腑是全身气机条畅的关键。也就是说，各个脏腑器官的功能，从根儿上就没配合好，水湿、脂肪的代谢自然受影响，"湿胖"也就在所难免了。

现代研究也表明：子时，体内以副交感神经兴奋为主，体温下降，

呼吸、心率及脉搏减缓，肾上腺素水平降低，外周血管扩张，内脏各器官功能下降，但是大脑褪黑素含量开始增高，从而诱导人体进入睡眠放松状态。也就是说子时睡眠质量最高，最能解乏，这样一来，等于一天之始，气机就开了个好头，功能的配合从起点上就是和谐的。

只有气机顺畅，"湿胖"等各种失调才不容易发生

同样，关于春天，《黄帝内经》中的话也充满了鼓励，就是为了在春天生机复苏时能好好配合，帮这一年开好头："春三月……广步于庭。被发缓形，以使志生。生而勿杀，予而勿夺，赏而勿罚。"多顺应，多鼓励，别逆反，别打压，这样才能使气机顺畅，"湿胖"等各种失调也就不容易发生了。

北京中医药大学的刘天君教授，是全国气功教育研究会秘书长，中国医学气功学会理事，国家中医药管理局医疗气功考试委员会委员。他主编的《中医气功学》，是中国高等中医院校的气功教材，他本人和他带的气功练习者，很少有"湿胖"体态的，因为气功可以减肥。

然而，在气功练习过程中，很少运动，甚至就只是静坐，能量消耗非常少，为什么却有减肥的效果？因为"湿胖"是一种病态，是失衡的结果，"气功"调理的是气机，能够帮助失衡的身体功能恢复平衡，变不和谐为和谐。这就去除了"湿胖"发生的根源，体态与功能同时趋于正常了。

第4章 "湿胖"可以被"气"出来

舒展运动比增肌运动更重要

前面讲过，肌肉是脂肪的"燃烧场"，因为肌肉中有丰富的线粒体，但是，健康的维护除了要有足够的肌肉，还要有身体各个脏腑组织之间和谐的配合，后者尤其为中医所重视。

身体健康，不仅要增肌，更要有条畅的气

我有一个医生朋友是在澳大利亚读的博士，她导师的儿子非常喜欢健身，为了增肌还经常吃蛋白粉，还喜欢在健身之后痛快地喝冷饮，属于典型的美国生活方式。

这样日复一日，虽然肌肉确实练得很壮，但是突然有了头痛的毛病。在美国做了各种检查后，没有发现问题，就是疼痛难忍。我这个朋友学的是西医，也因此发现了西医的问题：西医不像中医那样系统化，把人看成一个有机整体，而是把人体割裂开来诊断、处理，而她从中医角度看，是气机不畅、清阳不升导致了这个年轻人头痛。

首先因为长期喝大量冷饮，这会打压、遏制阳气，其次就是长期吃蛋白粉。蛋白粉是从原食物中提取的，缺乏原食物的生机，身体吸收没生机的东西时，要耗费更多的阳气。这样叠加下来，阳气不能上荣大脑，

头痛就发生了。他虽然是个肌肉强壮的人，但气机不通，肌肉不能对健康有助益，他的头痛很像《伤寒论》中的"吴茱萸汤证"。

"吴茱萸汤"治疗的主症是"干呕、吐涎沫、头痛、手足厥冷"，这四种症候都是寒气上攻、寒气内盛的表现，因为阳气太虚了。除此之外，张仲景还给出了一个关键点："烦躁欲死者，吴茱萸汤主之。"就是头痛的同时人很烦躁。后世医家注释说，因为"阳气内争"，被压制的阳气在拼命抗争，想要升举又升举不出来，人才会烦躁，这就是气滞、气郁了。因为阳气被困住了，所以既要用温热的吴茱萸降上逆的寒气，同时还要用生姜来散气，人参和大枣和调诸气，全方各药都是围绕畅通气机来的。

由此提示：身体健康，不是单纯的强壮、肌肉多就可以，还要有条畅的气机，有良好的功能配合，才能发挥肌肉的价值。由这儿也就说到，无论是太极拳、五行掌还是八段锦等中国传统的养生健身方式，没有一种是强调运动强度的，强调的都是身体的伸展，因为在伸展的过程中，经络可以打开，气机得以条畅，这一点，在现在的西方心理研究中，也已经被重视。

五种高能量姿态

西方心理学家给出了五种高能量姿态，它们可以帮人改善心情，获得正能量，这五种姿态分别是：

1. 双手枕在脑后，身体后仰，腿舒适地架在桌上，这种姿势有助于独自深度思考；
2. 身体前倾，双手撑在桌上，眼神直视众人，这种姿势适用于会议、演讲、谈判中，要说重要的内容时，能瞬时提升气场，抓住观众的注意力；
3. 双手叉腰，腿叉开，挺胸抬头，这种姿势能缓解紧张情绪，特别适合在重要面试、考试前做，能快速提升自信；
4. 双手举过头成Y字，就像伸懒腰一样舒展身体，可以在电梯、走道、办公室等任何地方持续做两分钟，能有效提升快乐荷尔蒙（激素），减压和提升自信；
5. 一只手架在椅背上，扩胸后仰，双腿打开，双脚踩实地面。这个姿势特别适合在工作、学习中休息的时候做。

做这些姿势时，身体都处于最大限度的伸展中，更有利于打开经络。经络是能量巡行的通道，经络决定了气机，气机条畅后，器官组织的功能才能配合流畅，身心才能合一、和谐。虽然西医至今没搞清经络是什么，但已经开始强调身体和心理的关系，用西医研究者的话说："大脑和神经、内分泌以及免疫系统之间存在交流网络，大脑和身体之间没有真正的分界线。"这应该也是中医更适合身体、更适合养生的另一个佐证吧。

© 中南博集天卷文化传媒有限公司。本书版权受法律保护。未经权利人许可，任何人不得以任何方式使用本书包括正文、插图、封面、版式等任何部分内容，违者将受到法律制裁。

图书在版编目（CIP）数据

湿胖 . 2 / 佟彤著 . -- 长沙：湖南科学技术出版社，2024. 12. -- ISBN 978-7-5710-3210-4

I. R212

中国国家版本馆 CIP 数据核字第 2024S8F880 号

上架建议：畅销·健康生活

SHIPANG. 2

湿胖 . 2

著　　者：佟　彤
出 版 人：潘晓山
责任编辑：刘　竞
监　　制：邢越超
策划编辑：李彩萍
特约编辑：彭诗雨
营销支持：周　茜
封面设计：梁秋晨
版式设计：风　筝
内文排版：百朗文化
出　　版：湖南科学技术出版社
　　　　　（湖南省长沙市芙蓉中路 416 号　邮编：410008）
网　　址：www.hnstp.com
印　　刷：三河市天润建兴印务有限公司
经　　销：新华书店
开　　本：680 mm × 955 mm　1/16
字　　数：178 千字
印　　张：12.5
版　　次：2024 年 12 月第 1 版
印　　次：2024 年 12 月第 1 次印刷
书　　号：ISBN 978-7-5710-3210-4
定　　价：56.00 元

若有质量问题，请致电质量监督电话：010-59096394
团购电话：010-59320018